DES

SPÉCIFIQUES

EN MÉDECINE.

DES SPÉCIFIQUES EN MÉDECINE,

PAR M. GASTELLIER,

Docteur en Médecine, Avocat au Parlement, Médecin ordinaire de S. A. S. Monseigneur le Duc d'Orléans, Maire de la Ville de Montargis, Médecin des Hôpitaux & des Prisons de cette Ville, Employé pour les maladies épidémiques & épizootiques de la Province, Associé régnicole de la Société royale de Médecine de Paris, Associé correspondant de l'Académie des Sciences, Arts & Belles Lettres de Dijon, Associé non résident de la Société royale d'Agriculture d'Orléans, &c.

Liberam profiteor Médicinam, nec ab antiquis sum, nec à novis: utrosque ubi veritatem colunt, sequor; magni facio sæpius repetitam experientiam.

Klein, præfat. lib. interp. Chin.

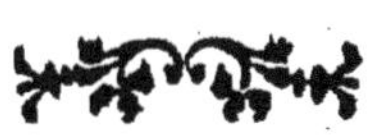

A PARIS,

Chez DIDOT, Imp. de MONSIEUR, & Libraire, Quai des Augustins.

M. DCC. LXXXIII.

AVEC APPROBATION ET PRIVILÈGE.

A MONSIEUR FRANKLIN,

Ministre Plénipotentiaire des États-Unis de l'Amérique Septentrionale à la Cour de France, Docteur ès Loix, Président de la Société de Philadelphie; de la Société royale de Londres, de l'Académie royale des Sciences de Paris, de la Société royale de Médecine de la même Ville, &c. &c.

MONSIEUR,

EN me permettant d'orner de votre Nom le frontispice du Mémoire que je donne au Public, c'est me rassurer sur le sort de mon Ouvrage. Ce foible précis de mon journal, fruit de vingt années d'expérience, n'auroit peut-être pu, ſans cet ornement, ſoutenir le grand jour auquel je l'expoſe. Si l'indulgence de quelques Maîtres de l'Art, de quelques Génies obſervateurs l'eut accueilli, ne pouvoit-il pas être en butte aux traits de l'ignorance & des préjugés? Mais, Monſieur, lorſque je trouve en votre ſuffrage l'égide de la ſaine doctrine, de la philoſophie & du patriotiſme le plus éclairé; qu'aurai-je à craindre? ou plutôt que ne dois-je pas eſpérer? Oui, Monſieur, je me glorifie de ce que vous avez bien voulu m'ouvrir la carrière de l'immortalité, en agréant cette dédicace. Si les bornes de mes talens ſembloient me retenir bien en-deçà de cette noble & brillante carrière, au moins la poſtérité me par-

donnera-t-elle d'y paroître ſous vos auſpices, & me ſaura-t elle gré d'avoir oſé vous offrir un hommage que les Savans des deux hémiſphères s'empreſſent à vous rendre.

J'ai l'honneur d'être très-reſpectueuſement,

MONSIEUR,

Votre très-humble,
très-obéiſſant ſerviteur,

GASTELLIER, D. M.

ERRATA.

PAGE 2, *lig.* 5, respectés, *lis.* respectées,
Pag. 5, *lig.* 20, astraindre, *lis.* astreindre.
Pag. 8, *lig.* 2, immédiates; *lis.* immédiates,
Idem. lig. 9, entierement, *lis.* entierement;
Pag. 14, *lig.* 2, elle, *lis.* elles.
Pag. 18, *lig.* 15, lequel, *lis.* lesquels.
Pag. 25, *note*, *lig.* 4, cent, *lis.* cents.
Pag. 40; *lig.* 20, dissolurion de, *lis.* dissolution,
Pag. 54, *lig.* 9, individuelles *lis.* individuelle,
Pag. 61, *lig.* 20, tempérament, *lis.* tempéramens.
Pag. 62, premiere *lig.* *ôtez* que.
Pag. 67, *lig.* 8, s'il, *lis.* il.
Pag. 70, *lig.* 7, grandes, *lis.* grands.
Pag. 79, *l.* 4, antispamodiques, *l.* anti-spasmodiques.
Idem. lig. 17, Prince *Dombes*, *lis.* de *Dombes*.
Pag. 80, *note*, *morbis*, lis. *morbus*.
Pag. 85, *lig.* 6, diminuée, *lis.* diminuée; torrefiée,
Pag. 99, *lig.* 11, mais en assez, *lis.* mais prise en.
Pag. 100, *lig.* 10, le, *lis.* les.
Pag. 101, *lig.* 5, tanasie, *lis.* tanaisie.
Idem. lig. 6, sordium, *lis.* scordium.
Pag. 106, *lig.* 12, ces, *lis.* des.
Pag. 112, *lig.* 2, maladie, *lis.* maladie;
Idem. lig. 5, spécifiques. *lis.* spécifiqnes!
Pag. 115, lig. 15, d'espece, *lis.* d'especes.
Pag. 119, *lig.* 17, d'*Hyppocrate*, lis. d'*Hippocrate*.
Pag. 124, premiere *lig.* *prometto*, lis. *promitto*.
Pag. 139, *lig.* 3, Il faut, *lis.* On doit.
Pag. 140, *lig.* 8, présent; *lis.* présent.
Pag. 144, *lig.* 19, constante, *lis.* concluante.
Pag. 150, *l.* 16, lui fis avaler, *l.* lui en fis avaler un.
Pag. 154, *lig.* 5, ses fenêtres, ses, *l.* les fenêtres, les.

INTRODUCTION.

La Nature eſt le ſeul guide qu'il faut conſulter dans la pratique de la Médecine, elle eſt le ſeul maître incapable de nous tromper : voilà ce qui a déja été dit bien des fois, & ce que l'on ne ſauroit encore repéter trop ſouvent ; parce qu'il eſt évident que nous ne nous habituons pas d'aſſez bonne heure à entendre le langage de la nature, & que, quoiqu'elle ne manque jamais de nous parler d'une maniere plus ou moins énergique, ou de nous manifeſter ſes effets d'une maniere plus ou moins ſenſible, nous ſommes preſque toujours ſourds à ſa voix, ou incapables, à raiſon de notre inattention, ou de nos préjugés, de faire de bonnes obſervations : delà une infinité d'opinions erronées, d'erreurs même qui ſe perpétuent de générations en générations, & qui, ayant pris naissance dans le cerveau de ceux qui nous ont précédé dans la même carriere, ont été le plus souvent respectés à cause du grand nom de leurs Auteurs, & cela sans qu'on se soit donné la peine de les examiner, de les approfondir, enfin de les soumettre au creuset de l'expérience. Est-ce donc par des autorités qu'un Médecin sage doit se laisser convaincre? N'a-t-il pas une boussole beaucoup plus sûre pour exercer sa profession avec succès? ou pour mieux dire, les autorités non fondées sur l'unique base qui pourroit & avec raison les faire respecter, ne sont-elles pas plutôt capables de l'égarer que de le conduire dans le bon chemin?

D'après ce court préambule, il est facile de présumer quelle sera notre maniere de procéder dans ce Mémoire. Plus son objet est intéressant, & plus nous nous croyons obligé de n'y rien avancer sur la foi d'autrui. Dirons-nous donc qu'il y a des remedes spécifiques, ou qu'il n'y en a pas qu'on puisse décorer de ce nom? il nous semble que pour décider cette question, il faut commencer par jetter un coup d'œil sur la constitution physique de l'homme, sur les causes de ses maladies & sur la nature des substances propres à les combattre.

Mais nous voilà arrêtés dès les premiers pas; nous ne voyons d'un côté que des connoissances très-bornées & de l'autre qu'erreur & incertitude. En effet, qu'est-ce que la constitution physique de l'homme? Elle résulte non-seulement des différentes parties qui le composent, mais encore des différentes ſonctions exercées par ces parties & qui ſont néceſſaires à ſon exiſtence. A l'égard des premieres, nous ſommes bien au fait de leur ſituation reſpective, mais, malgré les veilles & les travaux des Anatomiſtes, nous ne ſommes pas également inſtruits de leur ſtructure; il en faut direautant des fonctions auxquelles chacun de nos organes eſt deſtiné: nous voyons clairement que la bile ſe filtre dans le foye, l'urine dans les reins, &c. mais comment ſe font ces ſécrétions? quel eſt le méchaniſme qu'employe la nature pour les ſéparer d'une maniere uniforme & conſtante? La multiciplité des ſiſtêmes qu'ont imaginé les Phyſiologiſtes pour en rendre raiſon, eſt la preuve évidente de notre ignorance ſur ce point.

Si nous conſidérons les fluides du

corps humain, nous ſommes bien ſûrs que le ſang eſt la ſource féconde d'où émanent toutes les autres liqueurs filtrées dans les différentes ſécrétions ; mais quels ſont les principes conſtitutifs de ces liqueurs & du ſang lui même? C'eſt ce qu'on ne peut aſſigner au juſte. Les Chimiſtes, dont les travaux ont eu un certain ſuccès dans l'analyſe des ſubſtances tirées du regne végétal & du regne minéral, n'ont encore fait que fort peu de progrès dans le regne animal ; enſorte qu'une grande partie de ce qui le concerne eſt environnée de ténébres qu'on n'a pas encore pu diſſiper. Cependant au milieu de cette obſcurité, nous obtenons quelques données certaines, que nous devons aux obſervations des Phyſiciens, & qui, quand nous ſaurons nous y aſtraindre, ſuffiront pour nous faire tirer de justes conséquences touchant l'économie animale. C'est ainsi que nous connoissons la connexion des différentes parties du corps, leurs rapports, même entre celles qui sont le plus éloignées les unes des autres, & certaines sympathies établies par la communication des nerfs, lesquelles nous aident à expliquer quelques phénomenes qui se manifestent dans les maladies, & à appliquer plus surement les remedes.

C'est ainsi que nous voyons que les différens organes, destinés chez tous les individus aux mêmes fonctions, les exercent cependant avec plus ou moins d'énergie ; que les différentes humeurs ne se ressemblent pas chez tous à raison de leur quantité, de leur consistence, & de la maniere plus ou moins prompte avec laquelle elles circulent ; enfin que la fibre, qui entre dans la composition de toutes les parties solides du corps, varie aussi à raison de sa tension, ensorte qu'elle est plus lâche chez ceux-ci & plus roide chez ceux-là : toutes circonstances qui donnent origine aux différens tempéramens, dont les nuances sont infiniment multipliées, de l'aveu même de tous les Physiologistes, quoiqu'ils n'en aient désigné que quatre principaux.

Tout ce qui a rapport à l'économie animale troublée, tenant nécessairement à ce qui concerne l'économie animale bien réglée, il s'en suit que nos connoissances étant limitées sur ce point, ne doivent être ni plus étendues ni plus certaines à l'égard de l'autre. En effet rien de plus difficile qu'une bonne aitiologie des maladies. Premierement quant à leurs causes prochaines & immédiates; nous les ignorons presqu'entierement, & c'est cette ignorance qui a fait naître les diverses opinions des Médecins, qui ont attribué exclusivement les maladies ou à la bile, ou à un acide prédominant, ou à la pituite, ou à une matiere æthérée & subtile. Ces opinions sont tout-à-fait destituées de preuves, & d'ailleurs on ne peut pas douter qu'elles n'aient fait le plus grand tort, parce qu'en fondant sur elles des indications curatives, on a négligé la seule route capable de conduire sûrement à la guérison des maladies. En effet, que devroit-on penser, dit *Baglivi*, en raisonnant sur l'objet présent, d'un Médecin qui, adoptant cette hypothese, que nonseulement les fievres, mais encore toutes les maladies ſont dues à la préſence d'un acide, adminiſtreroit à large doſe les alcalis volatils dans une fievre produite par l'inſolation ou quelques cauſes ſemblables pour enchaîner cet acide ſuppoſé & le chaſſer par la tranſpiration ? Ce Médecin ne commettroit-il pas l'erreur la plus dangereuſe ? Je ne cite que cet exemple ; mais on ſent aiſément que j'en pourrois citer quantité d'autres, & qui prouveroient ce que j'ai avancé. Cependant dans tous les cas la cauſe prochaine & immédiate, c'eſt-à-dire, celle qui *par elle-même & par ſa préſence cauſe la maladie, enſorte que celle-ci ceſſe par ſon abſence*, (car telle eſt ſa définition) échappe à notre connoiſſance. Il eſt vrai que quelquefois cette cauſe ſe découvre aiſément, comme par exemple l'eau dans l'hidropiſie, le calcul dans la néphrétique, le pus dans l'empyême; car il est certain que l'eau ou le calcul ou le pus étant enlevés, chacune de ces maladies cesse d'exister. Mais, d'un autre côté, il arrive souvent, que cet événement heureux n'est pas de longue durée, parce qu'il existe ordinairement une autre cause plus éloignée qui peut favoriser la régénération de l'eau chez les hidropiques, du calcul chez les néphrétiques, &c. & qui échappe à nos spéculation.

Nous sommes plus heureux relativement aux causes disposantes & procatartiques, & c'est d'elles que nous devons tirer principalement les indications à remplir dans le traitement des maladies. Mais aussi, pour les bien distinguer, il faut y apporter la plus sérieuse attention, & la plus grande sagacité, par ce que ces causes varient à l'infini; & que, faute de saisir les véritables, on risque de commettre les erreurs les plus funestes. En effet, la cause procatartique consiste tantôt dans les passions violentes de l'ame, tantôt dans l'air qu'on respire & dans les alimens dont on se nourrit; ou dans quelque exercice immodéré, ou dans un trop grand repos, ou enfin dans l'abus des choses non naturelles externes par lesquelles nos fonctions peuvent être altérées, & qui ont encore une action plus ou moins directe relativement à la disposition du sujet, à son tempérament chaud, froid, sec ou humide, à ses humeurs saines ou déja altérées par quelque vice qui y existoit antécédemment: voilà ce que le Médecin a à démêler pour varier ses moyens en conſéquence & employer ceux qui ſont les plus convenables.

Concluons donc que parmi les cauſes des maladies, les unes échappant à nos ſens, nous ſont preſqu'abſolument inconnues; & que nous ne pouvons venir à bout de ſaiſir les autres, qu'en obſervant, avec la plus ſcrupuleuſe exactitude, les phénomènes qui précedent les maladies & ceux qui les accompagnent.

A l'égard des ſubſtances que nous fourniſſent les trois regnes de la nature, pour combattre ces maladies, il ne faut pas toujours s'en rapporter à l'analyſe chimique pour acquérir la connoiſſance des vertus de ces différentes ſubſtances qui peuvent ſervir de médicament, ce moyen eſt très-infidele, il développe ſouvent des principes qui n'exiſtent pas, quoique cependant il nous en faſſe connoître de vraiment conſtitutifs. Mais cette connoiſſance acquiſe nous autoriſe-t-elle à conclure que tel mixte a telle vertu? non ſans doute. Il y a plus, nous connoîtrions exactement les différens principes qu'on peut retirer du quinquina, par exemple, que nous ne ſerions pas plus fondés à prononcer qu'il a la propriété de guérir les fievres intermittentes; d'ailleurs ſi par le feu l'on vient à bout de changer la texture d'un mixte & de détruire la liaiſon & l'enchaînement des ſubſtances qui compoſent ce mixte, croit-on nos organes auſſi puiſſants & auſſi actifs que le feu pour produire ce qui n'eſt dû qu'à ſa violence? Il n'y a que les ſeules parties d'un mixte, d'une plante, par exemple, différemment modifiée, qui ſoient dépoſitaires de ſa vertu ; quoique exactement divisées, elle retiennent encore la nature du tout ; car après avoir parcouru les dernieres voies de la circulation & avoir été long-temps exposées à l'action des solides, elles se font reconnoître par l'odeur & la couleur qu'elles donnent. Elles agissent donc sur les solides & sur les fluides du corps humain, d'une façon dont la fermentation ne peut absolument rendre raison. Leur action obéit aux loix constantes de la méchanique, auxquelles la fermentation elle-même & tout ce qui se meut dans la nature sont assujettis. Je suis donc bien éloigné de croire que la chimie, malgré son état de splendeur actuel, puisse jamais servir à faire porter un jugement décisif sur les différentes vertus des médicamens ; ses produits dans l'analyse des substances ne nous font nullement connoître les propriétés caractéristiques & distinctives des corps. L'eau ou le phlegme, les parties acides, les huiles & les sels qu'on extrait de tous, ou de presque tous les végétaux; les extraits gommeux & résineux ou mélangés confondent toutes les especes du regne végétal, & il seroit impossible, en parlant de ces connoissances, d'assigner au quinquina une vertu fébrifuge; au raisin d'ours, une vertu anti-néphrétique; à l'elléborre, une vertu sternutatoire; au nerprun, la qualité purgative; à l'arnica, une efficacité particuliere dans les chûtes & les contusions; à l'opium, les effets soporifiques; au bois de gayac, les effets sudorifiques, &c. C'est avec raison que *Juncker*, disciple de *Stalh*, & Médecin comme lui, a dit: *chemiæ usus in medicina fere nullus.* D'ailleurs quand même la chimie nous instruiroit plus particuliérement sur la nature des parties intégrantes d'un mixte, nous n'aurions nullement sujet de rien conclure sur son action. Nous ne connoissons pas assez les loix de l'économie animale, le corps humain est composé d'une quantité si prodigieuse de nerfs, que *Sidenham* le considere comme en formant la majeure partie : *Animantium animalium omnes partes*, dit *Hipp.* En effet, tous ses organes sont doués de sensibilité, en cela fort différens des ustensiles des laboratoires ; & ces opérations ignorées ne nous sont connues, qu'autant qu'il le faut pour juger qu'elles n'ont rien de commun avec la distilation, l'incinération & la cristalisation. Le sel d'absynthe n'offre au Chimiste le plus

plus éclairé, & quoiqu'il le tourmente de toutes les manieres, aucune différence essentielle d'avec celui de chardon bénit. L'art ne peut tirer de la thérébentine, ni des asperges les principes odorans qui imprégnent l'urine des personnes qui en font usage; & il sera éternellement impossible à la chimie d'expliquer d'une façon satisfaisante pourquoi la garance teint les os des jeunes animaux en rouge & non pas la peau, la graisse & les cartilages; pourquoi la betterave ne produit pas le même effet; pourquoi les végétaux verds ni les carottes ne leur communiquent pas leurs couleurs respectives.

C'est donc à l'observation à prononcer sur la nature & la vertu de tels ou tels médicamens; oui sans doute, mais souvent avec aussi peu de succès, en ce qu'encore une fois, on ne connoît pas assez les différens principes des humeurs animales & ceux de tous les mixtes qui doivent se mêler avec elles comme remédes. D'ailleurs cette observation est-elle toujours faite avec soin & avec les précautions nécessaires? L'observateur n'est-il pas le plus souvent prévenu d'une opinion qu'il s'attache à vérifier, à constater, plutôt qu'il ne cherche à connoître le vrai? Accorde-t-il dans ses observations, ce qu'il faut aux circonstances, aux constitutions, à l'idiosyncrasie des malades sur lequel il les fait? a-t-il toujours la constance & la patience nécessaires pour ne rien décider sans connoissance de cause? est-il toujours assez éclairé, assez attentif pour saisir le vrai & le distinguer du faux? a-t-il assez de sagacité pour juger la véritable action du remède & la distinguer d'avec ce qui lui est étranger ? a-t-il assez de perspicacité pour juger toutes les constitutions physiques ? est-il toujours capable de discerner l'opération complette & libre d'un médicament, d'avec celle qui est altérée ou dérangée par des obstacles naturels ? Il n'est pas toujours vrai qu'un remède soit innocent & sans effet, parce qu'il ne produit aucun changement sensible dans un certain cas donné. Il n'est pas plus vrai qu'un remède soit héroïque dans telle maladie, parce qu'il a chez tel individu guéri cette maladie ; il n'est pas plus vrai enfin que tel remède soit contraire & funeste dans telle maladie, parce qu'il a produit des effets contraires à ceux que l'on attendoit chez tel individu ; le remede peut être bien comme mal choisi, il peut avoir été donné dans des circonstances favorables ou à contretemps ; son activité peut avoir été favorisée, détruite, limitée ou variée par les causes de la maladie, &c. Enfin tout cela dépend d'une foule de combinaisons & de circonstances qui se trouvent dans l'individu qui doit recevoir, & dans le mixte qui doit être reçu.

D'après ces réflexions, que pensera-t-on de ces remedes, tant préconisés, qui, sous différentes dénominations, tendent au même but imaginaire, étant destinés à détruire indistinctement tous les maux auxquels la condition humaine nous rend sujets, ou à attaquer avec succès le même mal chez tous les individus. S'il est quelque chose de plus étonnant que la hardiesse avec laquelle les Auteurs les célebrent & les administrent, c'est la crédulité des personnes qui les adoptent & la sécurité avec laquelle elles osent en faire usage. Il est incontestable que pour appliquer sûrement les remedes, il faut avoir égard à une infinité de circonstances, & c'est la conséquence de ce qui précede, que ces remedes doivent être variés dans les mêmes maux, selon que le sujet est disposé de telle ou telle maniere ; qu'il est malheureusement des maladies, qui, parce qu'on n'est pas encore instruit sur l'économie animale, se terminent toujours par la mort de ceux qu'elles attaquent (*) ; & cependant on voit de

(*) *Non credunt posse eum scire quomodo morbos curare conveniat, qui undè sint ignoret.* Præfat. ant. corn. Celsi.

tous côtés des hommes ignorans, qui n'ont pas seulement effleuré les connoissances acquises, qui n'ont pas la moindre idée ni de la nature des maux qu'ils prétendent guérir, ni de celle des substances qu'ils emploient, qui ont souvent exercé des métiers vils, & dont l'esprit n'a jamais été disposé par une éducation cultivée à faire usage de ses facultés; on voit, dis-je, ces hommes éxercer impunément un art, où il faut continuellement raisonner & tirer des conséquences justes des principes connus& établis, vanter par-tout leurs prétendus secrets & parvenir à se faire croire. Ce fléau, car c'est le nom qu'il faut donner à cette espece de gens, a probablement sa source dans la passion immodérée que tous les humains ont pour la vie, & qui fait qu'ils saisissent avidement tous les moyens qui leur sont offerts pour la conserver, sans se donner le temps ou la peine de se livrer à un examen qui les convaincroit bientôt de leur erreur. Ce qui pourroit prouver cela, c'est que le charlatanisme a eu lieu dans tous les temps, il en est fait mention dans les Histoires des Peuples anciens. Les noms des principaux Charlatans d'Athènes & de Rome sont même parvenus jusqu'à nous, & nous avancerons, peut-être avec fondement, que ce fut des Charlatans & non pas de véritables Médecins que Rome chassa de son sein. Un Auteur contemporain (*) a dit, que quand les bons Médecins ne peuvent pas faire autant de bien que les Charlatans de mal, il y

(*) Tissot.

a un avantage réel à n'avoir ni les uns ni les autres. Ne seroit-ce pas aussi d'après ce principe que les Romains se sont conduits? On a d'autant plus lieu de le croire, qu'ils étoient vraiment accoutumés à peser dans une juste balance le bien & le mal; ayant donc envisagé les inconvéniens terribles auxquels étoient exposés les Citoyens par la foule des Charlatans, ils auront mieux aimé les exposer à des maux moindres en les privant tout-à-fait de leurs ministres de santé, que de les laisser en proie à de plus grands, faute par eux de faire une juste distinction entre les vrais Médecins & les Charlatans, en beaucoup plus grand nombre, qui les assiégeoient. Ce fait, s'il existe (*), &

(*) Plusieurs célebres Médecins le contestent; entr'autres M. *Richter*, Conseiller aulique & Méde-

que j'ai été bien-aise de rappeller ici, parce qu'on en abuse souvent, loin donc de tourner au désavantage des Médecins, prouveroit au contraire que les Chefs de Rome ont redouté les suites terribles du charlatanisme trop répandu, & ont jugé qu'elles n'étoient pas contre-balancées par l'utilité que quelques hommes vraiment instruits pouvoient procurer.

Mais sans parler davantage des Empiriques & de leurs secrets, n'est-il pas cependant quelques remedes réellement dignes du nom de spécifiques ? C'est ce que nous allons examiner.

cin du Roi d'Angleterre, vient de prouver dans une dissertation qui a pour titre; *de priscâ Româ in Medicos suos haud iniquâ*, qu'il est faux que les Romains ayent été six cent ans sans Médecins; il démontre même que leur prétendu exil n'est qu'une fable forgée par *Corneille-Agrippa* d'après un passage de *Pline* mal entendu.

Le mot *ſpécifique*, *ſpecificus nominatim deſignans*, vient du latin; il ſignifie propre, particulier, ſingulier ſpécifique. On dit c'eſt une choſe ſpécifique; la péſanteur ſpécifique d'un corps, c'eſt-à-dire, la péſanteur qui ne convient qu'à ce corps, à l'excluſion de tout autre.

Spécifique *ſingularis unus*, eſt un mot ſubſtantif qui, dans l'acception médicinale, & dans le ſens le plus ſtrict, exprime, déſigne un reméde propre à une maladie particulière. On dit tous les jours d'un reméde qui guérit une maladie, qu'il eſt un ſpécifique admirable, éprouvé dans cette maladie. On entend donc communément, ou on doit entendre effectivement par ſpécifique, un reméde qui eſt ſpécialement propre à une maladie particuliere, qui a la propriété de la guérir, & qui ne guérit que celle-là, quoique cependant il puisse être de quelque utilité à d'autres. Le Mercure, par exemple, est considéré comme un spécifique par excellence dans les maladies vénériennes, & il est employé avec avantage dans les maladies psoriques, vermineuses, dans l'hydrophobie, &c.

D'après la définition du mot spécifique, il seroit facile de ne pas laisser long-temps insoluble la question qui est l'objet de ce Mémoire; une simple négative suffiroit pour en donner toute la solution. Je vais appuyer & fortifier mon assertion sur la non-éxistence des spécifiques, & même sur l'impossibilité physique qu'il y en ait, par les preuves les moins équivoques, & que je tirerai autant de la physique que de l'expérience & de l'observation même. En effet, un ſpécifique, dans le ſens ſtrict, eſt un remède qui doit guérir la même maladie chez tous les individus, dans tous les temps, dans toutes les circonſtances & par tous les lieux.

Ce foible Eſſai ſera diviſé en deux parties, la premiere ſera théorique & l'autre pratique.

DES SPÉCIFIQUES *EN MÉDECINE.*

PREMIERE PARTIE.

L'UNIVERS est un composé d'une infinité de matieres qui ont une action respective les unes sur les autres ; elles gravitent vers un centre, elles se heurtent, elles pesent les unes sur les autres, elles se rencontrent, elles sont attirées ou repoussées, elles se combinent, se séparent ; enfin elles agissent & se meuvent de différentes maniéres, suivant l'essence & l'énergie propres à chacun de leur genre & à chacune de leur combinaison. L'éxistence de la matiére suppose des propriétés qui existent en elle ; dès quelle a des propriétés, ses façons d'agir doivent nécessairement découler de sa façon d'être. Dès qu'un corps a de la pésanteur il doit tomber, dès qu'il tombe, il doit frapper les corps qu'il rencontre dans sa chûte ; dès qu'il est dur & solide, il doit, en raison de sa propre dureté, communiquer du mouvement aux corps qu'il va heurter ; dès qu'il a de l'analogie & de l'affinité avec lui, il doit s'y unir ; dès qu'il n'a point d'analogie, il doit être repoussé, &c. *Descartes* ne demandoit que de la matiére & du mouvement pour faire, pour créer un monde; une matiére variée lui suffisoit, les mouvemens divers étoient des suites de son existence, de son essence, de ses propriétés; ses différentes façons d'agir sont des suites nécessaires de ses différentes façons d'être. Ainsi dès que la matiére éxiste, elle doit agir diversement; le mouvement est un mode qu'elle tient en même temps que son existence & qui y est inhérent.

Les matiéres donc sont d'essences différentes, douées des propriétés qui les distinguent entre elles, formant des combinaisons diverses. Ce seroit une erreur des plus grossiéres de croire que tous les corps sont composés d'une même matiére homogène & dont les parties ne different entre elles que par leurs différentes modifications. Ils sont tous composés de quatre parties primordiales qui différent par conséquent les unes des autres, & c'est ce qui fait qu'il n'y a point d'individus, je ne dis pas d'une même classe, mais de même espéce qui se ressemblent exactement. Deux grains de sable ne sont pas strictement égaux, deux feuilles d'arbres ne sont jamais parfaitement semblables, & cela doit être ainsi. La seule différence du site doit nécessairement entraîner une diversité plus ou moins sensible, non seulement dans les modifications, mais encore dans l'essence, dans les propriétés, dans le systême entier des êtres.

Les élémens ou matiéres primordiales dont tous les mixtes sont composés, ne sont point du tout de même nature & ne peuvent par conséquent avoir ni les

les mêmes propriétés, ni les mêmes modifications, ni les mêmes façons de se mouvoir & d'agir; leur activité ou leurs mouvemens déjà différens, se diversifient encore à l'infini, augmentent ou diminuent, s'accélerent ou se retardent en raison des combinaisons, des proportions, des poids, de la densité, du volume, & des matieres qui entrent dans leur composition. L'élément du feu est visiblement plus actif & plus mobile que l'élément de la terre. Celle-ci est plus solide & plus pesante que le feu, que l'air, que l'eau; suivant la quantité de ces élémens qui entrent dans la combinaison des corps, ceux-ci doivent agir diversement, & leurs mouvemens doivent être en quelque raison composés des élémens dont ils sont formés. Le feu élémentaire ſemble être dans la nature le principe de l'activité ; il eſt, pour ainſi dire, un levain fécond qui met en fermentation la maſſe & qui lui donne la vie. La terre paroît être le principe de la ſolidité des corps par ſon impénétrabilité, ou par la forte liaiſon dont ſes parties ſont ſuſceptibles. L'eau eſt un véhicule propre à favoriſer la combinaiſon des corps, dans leſquels elle entre elle-même comme partie conſtitutive. Enfin, l'air eſt un fluide qui fournit aux autres élémens l'eſpace néceſſaire pour exercer leurs mouvemens, & qui de plus ſe trouve propre à ſe combiner avec eux. Les élémens ne ſont jamais iſolés & purs, ils ſeroient dangereux & des plus funeſtes s'ils l'étoient ; mais ils ſe mêlent enſemble, ils ſe combinent à l'infini, ils ſont toujours en action, ils agissent & réagissent, s'attirent & se repoussent; ils sont alternativement cause & effet; ils concourent également à notre destruction & à notre dissolution comme à notre formation & à notre conservation. Il faut considérer l'univers comme un tout dont les parties qui le composent sont arrangées, modifiées & mises en action pour concourir à l'avantage de ce tout, & chacune de ses parties a un mouvement, une direction, une tendance, une maniere d'être & d'agir; enfin, des loix qui leur sont propres, mais qui ne s'exécutent jamais suivant l'ordre qui leur est imprimé par la nature à raison de leur multiplicité & de leur chocs continuels. Un exemple peut servir à éclaircir ce que j'explique peut-être mal. Il est de la loi des mouvemens, par exemple, qu'un corps une fois mis en action ne doit jamais s'arrêter, & cependant cela arrive toujours, parce que ce corps rencontre d'autres corps auxquels il transmet, il communique une portion de son mouvement ; & ce qu'il donne est en pure perte pour lui, ensorte que par une suite de frottemens multipliés il est forcé de s'arrêter. La machine animale est comme le cercle qui n'a ni commencement ni fin, un ressort prête son action à l'autre qui lui doit son mouvement, leur union conspire a former d'autres machines qui deviennent leur mobile ; enfin, tous les ressorts réunissent leurs mouvemens dans chaque ressort, & chaque ressort partage aux autres son action & ses productions. Le cerveau, par exemple, n'agit que par l'impulsion du cœur *& vice* *versa*, le cœur n'agit que par l'impulsion du cerveau. Ces deux machines, mises une fois en mouvement, réunissent leur méchanique pour former la respiration qui à son tour soutient leur action ; les fluides qui traversent nos vaisseaux sont préparés par ces trois forces mouvantes, & les parties de ces fluides préparés animent le cerveau, donnent au cœur tous ses mouvemens, & font marcher la respiration ; c'est ainsi que toutes les parties se communiquent leur action, qu'elles s'appuyent & se soutiennent. Cette machine fort compliquée, & qui est un chef-d'œuvre d'hydraulique, est sujette aux frottemens des différens corps de toute espece, aux vicissitudes des saisons, à l'influence de l'air, &c. ; & comme toutes les machines qui sortent de la main des hommes, elle subit la loi rigoureuse du tems.

Les animaux, après avoir été développés dans la matrice, qui convient aux élémens de leur machine, s'accroissent, se fortifient, acquierent de nouvelles propriétés, une nouvelle énergie, de nouvelles facultés, soit en se nourrissant de plantes analogues à leur être, soit en dévorant d'autres animaux dont la substance se trouve propre à les conserver, c'est-à-dire, à réparer la déperdition continuelle de quelques parties de leur propre substance, qui s'en dégagent à chaque instant. Les mêmes animaux se nourrissent, se conservent, s'accroissent & se fortifient à l'aide de l'air, de l'eau, de la terre & du feu. Privés de l'air ou de ce fluide qui les environne, qui les presse, qui les pénétre, qui leur donne du ressort, ils cesseroient bientôt de vivre. L'eau combinée avec cet air entre dans tout leur méchanisme, dont elle facilite le jeu. La terre sert de base en donnant la solidité à leur tissu; elle est chariée par l'air & l'eau qui la portent aux parties du corps, avec lesquelles elle peut se combiner. Enfin, le feu lui-même, déguisé sous une infinité de formes & d'enveloppes, est continuellement reçu dans l'animal, lui procure la chaleur & la vie, & le rend propre à éxercer ses fonctions. Les alimens chargés de tous ces divers principes, en entrant dans l'estomac, raniment la circulation du sang, rétablissent le cours des esprits animaux, & remontent, en raison de leur propre activité, & des élémens qui les composent, la machine qui commençoit à languir & à s'affaisser par les pertes qu'elle avoit faites. D'où il est clair que les parties primordiales de la matiere, diversement combinées, sont, à l'aide du mouvement, continuellement assemblées & unies à la substance des animaux, & qu'elles influent sur leur moral comme sur leur physique d'une maniere déterminée quelconque, & toujours relativement à la maniere & à l'intensité de leurs combinaisons ; & que de la prédominance ou du défaut de quelques unes de ces parties, il en doit résulter tel ou tel effet.

Les mêmes élémens, qui servent à nourrir, à fortifier, à conserver l'animal, deviennent, dans une infinité de circonstances, les principes & les instrumens de sa dissolution de son affoiblissement & de sa mort. Ils operent sa destruction lorsqu'ils ne sont pas dans cette juste proportion qui les rend propres à maintenir son être. C'est ainsi que l'eau, devenue trop abondante dans le corps de l'animal, l'énerve, relâche ses solides, dissout ses liquides, empêche l'action nécessaire des autres élémens, & donne lieu aux maladies *a serosa colluvie*. C'est ainsi que le feu, admis en trop grande quantité, excite en lui des mouvemens désordonnés & destructifs pour sa machine; il raréfie ses liqueurs, en emporte le véhicule, desséche & racornit ses fibres, & donne lieu aux maladies phlogistiques; c'est ainsi que l'air chargé des *ramenta* des différens corps putrides, des principes méphitiques, ou autres peu analogues à sa maniere d'être, lui porte des épidémies, des maladies contagieuſes, & ſouvent la mort. Enfin, les alimens modifiés de certaines façons, au lieu de le nourrir, le détruiſent & le conduiſent à ſa perte. Toutes les ſubſtances ne conſervent l'animal qu'autant qu'elles ſont analogues à ſon phyſique ; elles le ruinent lorſqu'elles ne ſont plus dans le juſte équilibre qui les rendoit propres à augmenter & à maintenir ſon exiſtence.

Ce que nous diſons ici des élémens relativement aux animaux, doit également s'appliquer aux végétaux & aux minéraux. En effet, les plantes qui ſervent à nourrir & à réparer les animaux, ſe nourriſſent elles-mêmes de la terre, prennent accroiſſement dans ſon ſein, ſe développent & ſe fortifient à ſes dépens, reçoivent continuellement dans leur tissu, par les racines & les pores, l'eau, l'air & la matiere du feu. Les minéraux nous manifestent aussi la présence des mêmes élémens qui entrent également dans leur composition; c'est de leurs différentes modifications & combinaisons avec la terre, qui en est la base, que dépendent leur accroissement, leur couleur, leur pésanteur & autres propriétés.

Ces principes une fois posés, il est clair que c'est au mouvement continuel, inhérent à la matiere que nous sommes redevables de toutes les altérations que subissent tous les êtres; altérations qui sont ou nuisibles ou avantageuses, & qui souvent sont l'un & l'autre alternativement, suivant la diversité des circonstances. En effet, tous les êtres different entr'eux d'abord par la variété des matieres élémentaires qui entrent dans leur composition, & ensuite ils different entr'eux, même ceux de la même espece, par la diversité des combinaisons de ces matieres élémentaires, par leur proportions, leurs modifications, &c. d'où naissent dans les individus, de même genre & de même espece, des façons d'être, d'exister & d'agir infiniment diversifiées. Dans la génération, dans la nutrition, dans la conservation, & même dans la destruction, nous ne voyons jamais que des matieres diversement combinées, qui chacune ont des mouvemens qui leur sont propres, réglés par des loïx fixes & déterminées qui leur font subir des changemens nécessaires. La formation, la croissance & la vie instantanée de tous les êtres ne consistent uniquement que dans la préſence des diverſes matieres qui ſe combinent, qui s'aggrégent, qui s'accumulent, qui s'étendent & qui forment peu-à-peu des animaux, des végétaux, des minéraux.

C'eſt de la combinaiſon & de la diſproportion de ces matieres élémentaires que dépendent telle ou telle conſtitution ou tempérament; je dis de la diſproportion, en ce que, ſi toutes les matieres élémentaires entroient par poids, par meſure & en juſte proportion dans la compoſition du corps, il en réſulteroit cet état de parfaite ſanté, qui eſt preſqu'un être de raiſon (*), état ce-

(*) *Nec igitur una ſanitas eſt, nec exiſtit ſanitas perfecta, ſeu partium, earumque motuum eximius ordo, qui tantùm metaphiſicè concipitur.* . . . . Bordeu.

pendant ſtrictement expliqué par le mot *tempérament*, & auquel les Phiſiologiſtes ont donné une acception toute oppoſée, en ce qu'ils entendent par ce mot l'excès ou la prédominence de telle ou telle humeur ; delà le tempérament ſanguin, pituiteux, billeux, &c. En effet, la définition du mot tempérament ſemble annoncer, à raiſon de ſon étymologie *temperare*, une telle union, une telle proportion entre les principes, qu'ils ſe moderent, qu'ils ſe répriment les uns les autres. Cependant quoique cette juſte proportion n'exiſte point, l'uſage à conſacré ce terme pour exprimer au contraire la ſurabondance des principes qui déterminent un caractere particulier.

Il paroît que la nature ſouffre en tout une certaine latitude, ſans qu'une chose offre à nos regards une différence remarquable. Les habitans des climats différens à beaucoup d'égards, vivent de la même maniere, & jouissent de la même santé en apparence, quoiqu'il doive y avoir des nuances infinies des uns des autres. Car, au fond, cette uniformité ne peut être qu'apparente; & si l'histoire nous instruit des variétés qu'il y a dans le moral des habitans des régions éloignées les unes des autres, on doit en conclure que le physique varie également, non seulement du nord au midi, mais de province à province, de ville à ville, d'habitation à habitation, & jusque dans le sein d'une même famille; la raison en est simple; c'est que l'air d'un pays, quoique le même, produit des effets différens sur tous ceux qui l'habitent,

& cela ne peut être autrement à raison de la diversité des constitutions individuelles. Personne n'ignore que tel air est bon & avantageux pour telle personne, qu'il est funeste & fort insalubre pour telle autre : tout est relatif. Ce que je dis ici de l'air peut également s'appliquer aux alimens & *à fortiori* aux remédes. Les eaux minérales, par exemple, ont guéri telle personne de telle maladie, & ne font rien souvent, ou même font beaucoup de mal à telle autre personne pour le même cas. La vie & la santé d'un individu ne sont & ne peuvent être les mêmes que celles d'un autre individu, l'une & l'autre étant le résultat de combinaisons qui varient à l'infini ; quoique l'exécution des mêmes loix physiques modifiées, pliées aux circonstances, produise à la fin

fin le même effet, & des phénomenes à-peu-près analogues, & qui ne peuvent avoir d'uniforme que ce qui dépend essentiellement de l'ordre & de ces mêmes loix. L'homme doit être considéré comme une machine isolée qui a ses ressorts, ses mouvemens propres, qui est soumise aux loix générales, mais qui a les siennes particulieres; lesquelles s'exécutent diversement dans les différens individus pour opérer la même action; parce que les nuances des solides, depuis l'extrême tension jusqu'à l'atonie, l'état des liqueurs depuis l'épaississement inflammatoire jusqu'à la dissolution, & leurs différentes altérations donnent lieu à une infinité de modifications diverses, d'individu a individu, & qui n'auroient pas lieu sans cela. Si tous les hommes étoient composés des mêmes principes, en même quantité, en même proportion & en même rapport, les hommes penseroient & agiroient tous de la même maniere ; les fonctions s'exécuteroient toutes uniformément ; le terme de la vie du dernier homme seroit celui du premier ; tout seroit alors monotone & dans une juste égalité : mais cela n'existe & ne peut exister par les raisons ci-dessus détaillées, & qui prouvent que tout dépend de l'organisation individuelle.

C'est dans cette diversité de nuances dans l'organisation d'individu à individu qu'il faut chercher la multiplicité diversifiée de perceptions, de jugemens, d'opinions, de goûts, de mœurs, de conduite, de vigueur & de foiblesse, de courage & de lâcheté, de hardiesse & de pusillanimité, de sensibilité &

d'apathie. C'est le plus souvent du caractere physique même que dépend le caractere moral. Cet ancien apophthegme *tot capita tot sensus*, est fondé en raison & sur ces principes. Il prend, en effet, sa source dans notre propre organisation. Un Philosophe de nos jours a prétendu que la diversité d'opinions tire son origine de notre ignorance, & que c'est parce que nous ne découvrons pas la vérité que nous disputons, & que comme des aveugles qui se proposent d'aller au même endroit, nous nous entre-heurtons en chemin. Cela est très-vrai, & malheureusement plus applicable à l'art de guérir qu'à toute autre science; mais il faut remonter à la cause premiere : je veux dire, à la diversité d'organisation qui est plus ou moins délicate, plus ou moins près, plus ou moins éloignée de la perfection. Supposons, par exemple, cent jeunes gens du même âge, de bonne santé, étudians les mêmes leçons sous les mêmes maîtres, il n'y en aura certainement pas deux dont les perceptions seront les mêmes depuis le premier jusqu'au dernier. Les nuances seront très-marquées & toutes dissemblables : ce que je dis de ce nombre peut s'appliquer à un nombre plus grand & même infini. *Descartes* avoit sans doute cette même maniere de voir lorsqu'il a dit : » Tout le monde a des yeux ; mais il y a » voir & voir ». *Plutarque* nous a transmis un trait qui vient à l'appui de mon assertion ; & que voici : » Un certain » homme avoit une antipathie contre » le chant de rossignols qui est incroya» ble, & telle qu'il se levoit toutes les

» nuits pour les chasser à coups de » gaule ou avec des pierres ». Le même Auteur ajoute qu'en récompense il aimoit beaucoup à entendre l'importun croassement des grenouilles. Cet homme étoit sans doute organisé à-peu-près comme un Roi Scythe, qui préféroit le hennissement de son cheval, aux accords les plus touchans d'un excellent joueur de flûte. Je connois un homme qui, quand il entend quelques passages latins, soit à l'Église, soit au Barreau, verse des larmes. Qu'est-ce qui ignore la diversité des goûts, même leur singularité? Je ne dis pas seulement pour les alimens, mais encore pour toutes les choses de pur agrément, & de différente nature. Aussi est-ce delà que nous est venu ce vieil adage, que sur le chapitre des goûts & des couleurs, il ne faut jamais disputer ; je ne finirois pas si je voulois faire l'histoire de toutes les sympathies & antipathies naturelles que nous avons pour ou contre certains objets : sympathies & antipathies qui dépendent absolument de la maniere dont nous sommes organisés, & qui établissent, par conséquent, la diversité des constitutions individuelles des tempéramens.

La diversité des tempéramens est véritablement infinie, & telle que je crois qu'il y a autant & peut être plus de tempéramens différens qu'il y a d'individus ; j'ajoute le mot *plus*, parce qu'il arrive très souvent qu'un homme change de tempérament depuis le premier jour de sa naissance jusqu'au dernier de sa vie, non seulement, à raison des différentes phases de l'âge, mais aussi à cause des maladies qu'il a pu essuyer; au genre de travail auquel il s'est livré, à l'état de fortune & de misere auquel il a été exposé, au site des lieux qu'il habite, à raison de sa maniere de vivre, de ses passions, de ses chagrins, de l'abus de ses facultés, soit pour le vin, soit pour les femmes; enfin, à raison d'une infinité de circonstances.

C'est cette diversité de tempérament qui doit fixer l'attention d'un Praticien dans le traitement des maladies; & qui est cause que la même maladie produit des symptômes différens dans les individus; qu'un même remede ne peut être admis, & que par conséquent, il exige divers moyens curatifs.

Cette prodigieuse variété dans les tempéramens dépend, ainsi que nous l'avons déjà dit, d'une infinité de causes, des diverses combinaisons presqu'innombrables dont les élémens & leurs premiers produits sont susceptibles, tant par leurs rapports, leurs proportions, que par leurs arrangemens divers; les nuances en sont si multipliées qu'elles ne peuvent être assujetties à un examen mathémathique.

Un Médecin donc qui veut se conduire avec principes & avec succès, doit, avant de prononcer sur le caractere de la maladie, ainsi que sur l'espece des moyens curatifs qu'il veut mettre en usage, doit, dis-je, avoir égard à l'âge, au sexe, au tempérament, aux moeurs, aux passions, à l'état d'aisance ou de misere, à la maniere de vivre; & ce qui est bien essentiel, car *Baglivi* a dit, & avec raison, *Non fieri potest ut idem sentiant qui aquam & qui vinum bibe-*

runt; aux climats, au physique du pays, au site du lieu, aux saisons, à l'état de l'atmosphere, à l'usage des six choses non naturelles, aux maladies antérieures, au vice des solides & fluides, aux acrimonies particulieres, &c. Ce sera d'après toutes ces considérations qu'il pourra prononcer si l'art lui fournit un remede qui puisse non-seulement convenir à la maladie, à la constitution individuelle du malade, mais qui puisse remplir à la fois les différentes indications qui se présentent; enfin, s'adapter convenablement à toutes ces circonstances. Un pareil remede répugne aux simples lumieres de la raison. En effet, un enfant, par exemple, à qui on présenteroit les mêmes alimens qu'à un adulte, seroit-il en état, je ne dis pas de les digérer, mais seulement de leur faire subir la premiere digestion? Un homme de peine se trouveroit-il bien de la nourriture de nos délicats, de nos petits-maîtres? Hé bien, il est aussi absurde d'imaginer que, dans une maladie quelconque & déterminée, le même remede doit produire le même effet chez les différents individus & dans toutes les phases de la maladie; d'ailleurs, pour qu'il y ait des remedes pareils, & que l'on décore si gratuitement du nom de spécifiques, il faudroit, d'une part, que les principes qui entrent dans la composition des différents mixtes que l'on employe comme remedes, fussent constamment les mêmes, toujours dans une juste proportion, dans tous les temps, dans tous les lieux, ce qui répugne à l'observation. Une même plante, par exemple, donne des produits différents à raiſon du ſol qui l'a vu naître. La même plante qui croît dans un marais, ſur une montagne, dans une prairie, dans des terres graſſes, dans un terrein ſec & ſablonneux, &c. Cette même plante, dis-je, doit donner & donne en effet des principes qui participent de différens ſucs qu'elle a tiré du ſein de la terre. De l'autre, il faudroit admettre chez tous les individus une homogénéité abſolue dans les humeurs, il faudroit de plus que les principes qui les compoſent fuſſent iſolés, purs enfin & ſans mélange d'aucun autre qui, en les altérant, décompoſe leur nature primordiale; or, toutes ces conditions ne peuvent pas ſe ſuppoſer dans un être ſenſible, dans un corps organiſé & vivant; cela ne pourroit être tout au plus admissible que dans le laboratoire d'un chimiste, où, à volonté, on mêle ou combine différens principes, & de l'union desquels il résulte des effets relatifs à la qualité, à la quantité & à la maniere dont on les modifie.

Toutes les fois qu'un corps physique est appliqué à un autre corps physique, il en résulte un effet quelconque, & qui est toujours relatif aux différens principes qui composent ces deux corps. C'est par cette raison que dans un corps vivant les effets ne sont jamais exactement & physiquement ceux que l'on se propose; parce qu'outre les principes morbifiques, sur lesquels on veut agir, il y a des humeurs nécessaires à l'entretien de la vie, & sur les principes desquels les remedes agissent comme sur les autres; de là des effets partagés ou variés à l'infini, de là l'incertitude du pronostic & l'espérance du médecin en défaut, en ce que les remedes produisent souvent un effet diamétralement opposé à celui qui étoit attendu, & qu'on avoit avancé comme sûr. (Il n'y a point de Praticien qui n'ait été dans le cas de vérifier par lui-même, dans le cours de sa pratique, le fait que j'avance de bonne foi à la honte du Médecin, & comme l'opprobre de la Médecine). De là la nécessité de varier les moyens curatifs & de les plier aux circonstances, de là, enfin, l'impossibilité d'admettre des spécifiques en médecine.

De tout ce que nous venons d'exposer il faut conclure; 1°. qu'il n'y a point de tempérament existans dans l'acception reçue par les physiologistes, mais que pour me faire entendre, je me servirai de leur langage, & je dirai qu'il y a autant de tempéramens qu'il y a d'individus, qu'ils varient tous (les tempéramens) comme les traits du visage, c'est-à-dire, que chaque être, chaque individu a son tempérament spécifique, une maniere d'être qui lui est particuliere, & enfin, qui n'est propre qu'à lui seul, *sua cuique peculiaris sanitas* (*). 2°. Que ce principe, une fois posé, il n'y a point & il ne peut y avoir de spécifique dans le sens strict, pour les maladies; que l'on peut en

(*) *Sanitatem aut vitam peculiarem quibus homini frui datum est, magis aut minùs à sanitate perfectâ desciscere, secundùm organorum quorumdam vividiorem aut debilem actionem.* Bordeu, dissert. an aquit. Miner. ag. morb. Chron.

admettre au plus pour les individus. Je m'explique, un remede quelconque est le spécifique d'une maladie chez tel individu doué de telle constitution & dans telle circonstance, qui devient un remede inutile, souvent même très-nuisible, chez tel autre dont les circonstances sont toutes différentes. Il y a plus, c'est qu'un même remede qui passe pour spécifique dans plusieurs maladies, n'en guériroit point, ou n'en pouroit guérir qu'une, s'il y en avoit plusieurs chez le même individu. Le mercure, par exemple, est dans ce cas, il passe pour le plus puissant fondant de la limphe, &, à ce titre, est employé avec succès dans les maladies dartreuses & autres qui ont pour cause l'épaississement & l'acrimonie de cette liqueur; il est administré comme un des meilleurs anthelmintiques dans les maladies vermineuſes. Ce demi-métal enfin eſt connu comme le ſeul ſpécifique dans les maladies produites par le vice ſiphilitique. Hé bien, ce remede pourroit guérir les trois à la fois ſans doute, mais auſſi il pourroit n'en guérir qu'une des trois, quoique chez le même ſujet, ce qui ſe voit & s'obſerve tous les jours; & cette variété dépend de la diſpoſition des ſolides & des liqueurs, de la combinaiſon des principes de la maladie, des humeurs animales de l'individu, & de ceux du remede lui-même, enfin de l'organiſation phyſique des ſujets.

Paſſons maintenant à la deuxieme Partie, & prouvons, par l'expérience & par l'obſervation, ce que nous avons avancé ſur la non-exiſtence des ſpécifiques, & examinons auparavant les idées reçues juſqu'à ce jour ſur ces ſortes de remedes.

DEUXIEME

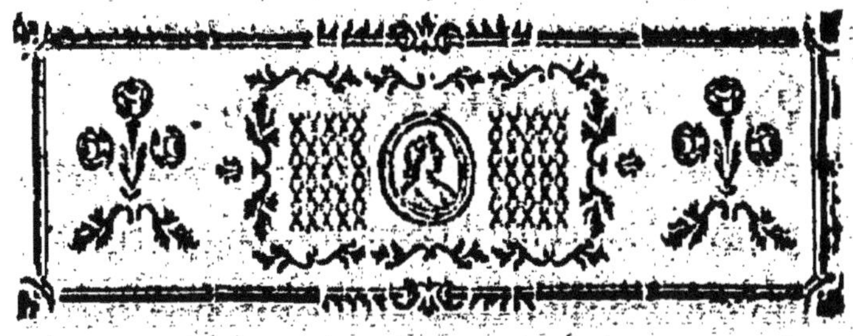

DES SPÉCIFIQUES *EN MÉDECINE.*

SECONDE PARTIE.

L'ART de guérir n'avoit autrefois qu'un très-petit nombre de remedes dont il faisoit usage, aujourd'hui il est si surchargé de moyens curatifs, que la mémoire la plus heureuse ne sauroit en retenir les noms, encore moins les formules, ni le Médecin le plus expérimenté & le plus judicieux, fixer & déterminer le mérite de chacun. *Hippocrate* opéroit les guérisons les plus merveilleuses en administrant les remedes les plus simples & en combinant rarement ensemble différents médicamens. Il savoit choisir les momens, il connoissoit ce qu'il falloit opérer & les moyens qui produiroient les effets desirés ; & ne prétendant pas attribuer à la médecine un pouvoir qu'elle n'a pas, il aimoit mieux rester dans l'inaction tant que la nature sembloit lui suffire à elle-même & écarter les orages qui la menaçoient, que de l'accabler par des secours perfides, & se faire illusion sur une nécessité souvent imaginaire. Cette simplicité dans l'administration des moyens curatifs, ne fut pas de longue durée ; on commença bientôt à introduire l'usage des prétendus spécifiques, des formules chargées de remedes composés. *Hérophile* fut le premier qui donna dans cet abus scientifique. *Erasistrate* au moins le lui reproche. *Galien*, quoiqu'un de ceux qui suivent de plus près la méthode d'*Hippocrate*, n'a pu se mettre à l'abri des reproches d'une médication trop compliquée ; s'il fut entraîné, comme bien d'autres, dans les égaremens des polipharmaques, égaremens qui ne firent que s'accroître par le moyen des illusions de la chymie qui sembloit offrir chaque jour de nouveaux trésors aux adeptes. Les Arabes porterent enfin ce délire à son comble, en adoptant l'idée des antidotes & des spécifiques ; ils ne purent résister à la force de l'exemple des Médecins les plus réputés qui faisoient consister tout leur savoir à dresser les formules les plus longues. Guidés par un esprit de système, ils se laissoient entraîner par une imagination échauffée, au lieu de prendre la nature sur le fait; aussi, comme ils ignoroient ses loix, comment auroient-ils pu connoître ses besoins, les spécifiques qu'il lui falloit, les maladies auxquelles ils convenoient, le moment où il falloit les placer, enfin, les circonstances qui avoient pu les favoriser? Ils n'alloient qu'en tâtonnant & prescrivoient des médicamens comcomposés de drogues, dont les unes corrigeoient ou secondoient l'activité des autres. La classification des remedes devint arbitraire, & l'est bien encore aujourd'hui. Il faut être de bonne foi & convenir, à la honte des Médecins, que la métaphysique de la matiere médicale est tout-à-fait ignorée & le sera encore long-tems, à moins que les Médecins ne reviennent à l'obſervation, & ne renoncent entiérement à ce mêlange de différentes drogues; mêlange auſſi abſurde que dangereux. En effet, de deux choſes l'une, ou les remedes qui entrent en quantité dans une formule ſont ſynonimes pour l'effet, ou ils produiſent chacun un effet qui leur eſt propre: dans le premier cas, une ou deux ſubſtances doivent ſuffire pour remplir l'indication, le tout conſiſte dans la doſe; dans l'autre cas, elles doivent être nuiſibles, en ce que de leur mêlange & de leur combinaiſon il en doit réſulter une effervescence, un conflit d'effets qui, en ſe détruiſant reſpectivement, ne vont preſque jamais au but propoſé; il faut varier les remedes, ſans doute, c'eſt-à-dire que le même ne doit pas être adminiſtré dans toutes les phases d'une maladie. Il est donc indispensable de reprendre la route abandonnée par tous ces Polypharmaques, & de s'éloigner avec soin du labyrinthe où ils se sont jettés ; il faut, comme nous l'avons déja dit, secouer l'autorité des grandes noms qui en imposent, ou du moins il faut rectifier l'idée qu'on se forme de la cause du succès de ces hommes célebres. Et si nous voulons employer leurs remedes, apprenons à les placer comme eux, & à juger sous quel aspect ils considéroient les remedes que l'on décore aujourd'hui du nom de spécifique.

On entend par spécifique en médecine, les médicamens dont la vertu est telle qu'ils sont plus efficaces contre certaines maladies déterminées, que contre d'autres, ensorte que leurs vertus réunies remplissent plusieurs indications curatives de la même maladie. La rhubarbe, par exemple, mérite la préférence sur les autres médicamens laxatifs dans la diarrée, en ce que non-seulement elle évacue, mais tempere par son amertume balsamique les sucs caustiques; & qu'en cessant d'opérer comme purgatif, elle fortifie le ton des intestins, trop affoiblis à cause des particules légérement astringentes qu'elle contient.

On donne à d'autres médicamens le nom de spécifiques, » parce qu'une lon-
„ gue expérience a fait connoître la
„ vertu qu'ils ont de produire des effets
„ favorables dans certaines maladies.
„ C'est ce qui a fait donner au quin-
„ quina le nom de spécifique pour arrê-
„ ter les accès de fievres intermittentes;

» à l'opium, pour calmer les douleurs ; » aux mercuriels, pour guérir les maladies vénériennes ; à l'ipecacuanha, » pour la dysenterie. »

Enfin, il y a des spécifiques pour désigner seulement » qu'ils sont plus amis » que d'autres, des parties qu'attaque » la maladie, qui leur font principalement ressentir leurs opérations. » C'est ainsi que les nerfs & les parties » nerveuses se trouvent bien des remedes empreints d'une huile subtile, » aromatique de bonne odeur, & qui » se trouvent mal des remedes irritans. » Dans la putridité, l'estomac est réjoui par les acides qui se trouvent » contraire aux maladies des bronches, » des poumons. Les cantarides ne font » point d'impression sur l'estomac, mais » elles picotent les voies urinaires, les

„ ureteres, la vessie, & leur causent „ des contractions.

» Voilà les spécifiques connus, & la „ distinction qu'en fait M. le Chevalier „ de *Jaucourt* dans l'Encyclopédie, où „ il termine cet article en disant : Voilà „ dans plusieurs maladies les remedes „ choisis, que l'expérience a fait con„ noître pour les plus utiles, & dont la „ plupart sont honorés du titre de spé„ cifiques. Cependant la vertu de tous „ les médicamens, même les plus van„ tés, ne sont jamais que relatifs ; bor„ nés & limités à certaines dispositions „ & circonstances, ils demandent tous „ d'être reglés par une méthode con„ venable & par les lumieres d'un sage „ Médecin, qui connoisse les causes de „ la maladie, le régime, le genre de „ vie qu'il faut suivre pendant l'usage

„ de ces remedes, la maniere de les „ combiner, & combien de tems il faut „ continuer ».

Cette restriction de la part de M. de *Jaucourt*, détruit & renverse de fond en comble l'existence des prétendus spécifiques qui, en effet, ne sont tels & ne méritent ce titre qu'aux conditions qu'il indique & à une infinité d'autres qu'il obmet : or, comme ces conditions sont exigibles pour tous les individus en général, & pour chacun en particulier ; on ne peut plus alors décorer du nom de spécifique un remede qui, chez un individu, guérit une maladie à laquelle il devient funeste chez un autre. Aussi ce Savant finit-il par dire & avec raison : » Nous n'avons donc garde » d'imaginer qu'il y ait des remedes

» qui produisent toujours un effet » salutaire dans tous les sujets ; nous » n'entendons par spécifiques, comme » nous l'avons déja dit, que les reme» des connus qui ont généralement » une faculté particuliere ou spéciale » dans certaines maladies préférable» ment à d'autres ». La maniere dont s'explique à ce sujet M. de *Jaucourt*, pourroit nous dispenser d'entrer dans de nouveaux détails. Mais cependant pour fortifier notre maniere de voir, notre assertion sur la non-existence de pareils remedes, il est bon que nous soumettions à un nouvel examen quelques substances prises au hasard, & auxquelles on prodigue fort gratuitement le titre de spécifiques, & que nous esquissions aussi le tableau de quelques maladies, pour juger plus sainement ſi il exiſte réellement des ſpécifiques, & ſi les maladies ſont véritablement ſuſceptibles de l'application de pareils remedes.

Tout le monde ſait que les médicamens agiſſent ſur nos ſolides & ſur nos fluides, & que ce n'eſt que par cette action concrete qu'ils produiſent les effets dont nous ſommes tous les jours témoins, & très-ſouvent étonnés, & cela, parce que les effets qui réſultent de cette action concrete des médicamens, tiennent à tant de circonſtances qu'ils doivent néceſſairement varier à l'infini, ainſi que nous l'avons déjà fait preſſentir dans plus d'un endroit de ce

Mémoire. Delà la difficulté de classer les médicamens, soit relativement à leurs principes, soit à raison de l'effet qu'ils produisent dans l'économie animale, rien en général de si obscur que l'histoire des vertus des médicamens. Il ne faut que jetter un coup-d'œil sur tous les Traités de matiere médicale pour s'en convaincre. En effet, on trouve, par exemple, dans toutes les classes des délayans, des adoucissans, des tempérans, des émoussans ou incrassants, des raffraîchissans, des relâchans, des antiséptiques, des dépuratifs, les mêmes mixtes répétés par-tout. Pourquoi cela? Parce que toutes les fois que l'on donnera de la liquidité à des fluides trop épais, & qu'on relâchera des solides trop tendus, il en découlera nécessairement une infinité de vertus ſécondaires. Ajoutez en outre l'hiſtoire des affinités, des rapports, des relations, des principes de différens mixtes avec ceux des différentes liqueurs animales avec leſquelles ils ſe trouvent combinés. L'eau, par exemple, réunit elle ſeule preſque toutes les qualités ci-deſſus énoncées, & combien d'autres encore n'y peut-on pas ajouter. Elle eſt l'âme, ſi j'oſe m'exprimer ainſi, des alimens comme des médicamens dont la plupart des qualités doivent être attribuées à elle ſeule. L'eau eſt leur véhicule naturel, & ſes bons & mauvais effets ſont rélatifs au degré de chaleur qu'on lui donne, à ſes qualités particulieres, à ſa limpidité, à ſa légéreté, à ſon défaut de ſaveur. Il n'eſt donc pas plus poſſible de claſſer les médicamens que les maladies elles-mêmes, ſur-tout d'après leurs effets respectifs sur l'économie animale. Car, enfin, relativement aux premiers ira-t-on placer dans la classe des antispamodiques, un davier, un bistouri, des huiles bouillantes & autres de même genre, & cela parce qu'ils ont la faculté d'enlever la douleur sur le champ? Une rage de dent cède à l'extraction que l'on en fait; un bistouri fait cesser à l'instant les douleurs les plus atroces, & les spasmes les plus affreux par la section complette de quelques filets nerveux divisés imparfaitement & dans un état de tiraillement, ainsi des huiles, &c. Le célebre M. de la *Peyronie* a fait cesser des convulsions les plus cruelles au Prince *Dombes* par l'application de l'huile bouillante sur son tendon piqué. *Ambroise Paré*, ce restaurateur de la Chirurgie Françoise, a guéri Charles IX avec de l'huile de thérébentine, ainsi des autres; si on vouloit de là conclure que ces moyens sont anti-spasmodiques, & qu'ils méritent une place dans cette classe, on seroit certainement dans l'erreur, parce qu'ils ne sont pas tels *per se*, mais bien eu égard aux circonstances & à la nature des accidens, ainsi des cordiaux, des analeptiques, &c. (*).

La méthode de classer les maladies est aussi défectueuse que celle de classer relativement à leurs effets, les moyens

(*) *Alio modo per similia morbus oritur, & per similia oblata & morbis sanatur.* Hipp.

qu'on

qu'on leur oppose pour les combattre, parce qu'il n'y a point de maladie simple, & qu'une dénomination particuliere ne doit point lui être accordée, à l'exclusion d'une autre. Toutes les maladies sont plus ou moins compliquées; delà la diversité des symptômes que l'on observe tous les jours, même résultans d'une seule & même cause. Je m'explique; personne n'ignore qu'en physique, une même cause produit des effets diamétralement opposés, & *vice versa*; que des causes absolument différentes produisent le même effet. Une même maladie, par exemple, attaquera plusieurs personnes en même temps, mais les symptômes que chaque malade éprouvera seront si dissemblables & si opposés, qu'il seroit de toute impossibilité de les traiter tous avec le même remede. D'ailleurs, la diversité infinie des tempéramens, la nature des organes affectés, & quantité d'autres circonstances, s'y opposeroient. C'est cette diversité de circonstances & de constitutions physiques à laquelle *Eugalenus* n'a point fait assez d'attention lorsqu'il a créé quarante-neuf especes de scorbut. Tous les jours il arrive de prendre des especes pour des genres, & des symptômes pour des especes. Rien de si commun que d'abuser de la nomenclature dans l'histoire des maladies, rien aussi n'est plus dangereux dans la pratique : il eût été à desirer que M. *Sauvages* en eût été aussi convaincu que *Huxam*, il ne nous eut pas fait des classifications si nombreuses. En effet, c'est à tort que ce Médecin fait le plus souvent de tous les symptômes d'une même maladie, autant de maladies particulieres, c'est augmenter le nombre des difficultés sans accroître celui des moyens. La méthode qu'il a employée pour classer les maladies est hors de la nature, elle honore l'imagination & la sagacité de son auteur, sans répandre plus de clarté dans la pratique. Suivant les plus grands Physiciens, & entr'autres le célebre M. de *Buffon*, il n'existe réellement dans la nature que des individus; les genres, les ordres, les classes n'existent que dans notre imagination. Si M. de *Buffon* avance une pareille assertion, relativement aux productions naturelles qui doivent être essentiellement les mêmes; quelle conséquence ne pouvons-nous pas en tirer pour toutes les maladies relativement aux différentes constitutions physiques de chaque individu?

La rhubarbe que M. de *Jaucourt* place dans la premiere classe de ses spécifiques (il en distingue trois) comme un remede excellent ; enfin comme un spécifique dans la diarrhée, ne mérite pas cette prééminence sur les autres remedes, au point qu'il s'imagine, & exige en outre beaucoup de précaution & d'attention dans son administration. Car, si la diarrhée a pour cause une fluxion sur les entrailles, quelle soit produite par beaucoup de chaleur & d'irritation de la part de ces différens viscéres, enfin qu'un malade ait toutes ces parties naturellement sensibles & délicates ; la rhubarbe, loin de procurer du soulagement à de telles maladies, ne fera qu'irriter le mal, augmenter les accidens par son astriction ; d'ailleurs ces effets sont relatifs à la maniere dont elle eſt employée ; la rhubarbe, priſe en poudre & ſans avoir ſubi aucune altération, eſt un purgatif aſſez fort, qui tranche & qui ſtimule même vivement ; ſoumiſe à l'ébullition, ſa vertu purgative eſt beaucoup diminuée, torréfiée ; elle eſt plus abſorbante & aſtringente, que purgative, parce que le feu la dépouille de ſa partie réſineuſe : ainſi voilà donc un mixte qui ſouffre bien des exceptions, tant relativement à lui-même que eû égard à la conſtitution phyſique du malade qui le reçoit ; ainſi qu'à une infinité d'autres circonſtances. Ce remede d'ailleurs eſt conſidéré comme anti-acide, anti-glaireux, anthelmintique, tonique & ſtomachique.

Le quinquina, que le même Auteur place à la tête de la deuxieme claſſe, ne mérite pas plus cet honneur que la rhubarbe, parce qu'il est prouvé qu'il y a eu des fievres intermittentes qui ont duré des années entieres, après avoir résisté à l'usage de ce fébrifuge & de tous les autres les plus vantés. *Blawe* fait mention d'une fievre de ce genre qui dura vingt ans.

Les délayans, les raffraîchissans, les tempérans réussissent plus ordinairement dans les fievres intermittentes, que le quinquina, & ne sont pas susceptibles des mêmes accidens. L'eau, en général, est un remede qui, à cet égard, mériteroit plus le nom de spécifique que l'écorce du Pérou. *Hippocrate* s'en servoit avec le plus grand avantage. *Celse* en recommande fort l'usage. *Ættmuler*, & plusieurs autres, ne donnoient exactement que l'eau à boire à leurs malades. *Asclepiades* est un des premiers qui ait conseillé l'usage de l'eau fraîche, aussi cela lui a-t-il valu le surnom de *Médecin d'eau fraîche*, ou *Médecin de la fraîcheur*; mais il vouloit trop simplifier l'art de guérir, & méprisoit même l'émétique & les autres purgatifs, ainsi que *Lobes* & plusieurs autres.

Le quinquina, loin de mériter le titre de spécifique, comme fébribuge, devient souvent la cause d'une plus longue durée & d'une plus grande intensité de la fievre; souvent il produit différens engorgemens dans les visceres, des obstructions, des hydropisies: (j'ai vu une femme devenir hydropique à la suite de l'usage du quinquina, dont elle avoit abusé sous toutes les formes), des douleurs anomales, la jaunisse &

autres maladies beaucoup plus graves que les fievres contre lesquelles il étoit administré. Ainsi ce prétendu spécifique ne peut donc pas être regardé comme tel, puisqu'il n'est pas d'un usage indifférent pour toutes les fievres intermittentes, relativement aux tempéramens, aux saisons, aux lieux, &c.; enfin, à la cause dont souvent la connoissance est si essentielle, *notitia morbi curationem solvit.* Après les délayans, les purgatifs sont souvent préférables au quinquina, quoiqu'il y ait cependant certaines especes de fievres intermittentes qui résistent également aux uns & aux autres.

D'après ce que nous venons de dire sur les moyens curatifs qu'on employe contre les fievres, il faut conclure que le quinquina ne mérite pas plus & encore moins le titre de ſpécifique que ceux dont je viens de parler ; d'ailleurs on l'adminiſtre tous les jours comme tonique, ſtomachique, anti-ſeptique, anti-ſpaſmodique, &c. ; & ſouvent avec plus de ſuccès & de certitude que comme fébrifuge.

L'opium n'eſt pas plus digne d'être décoré du titre de ſpécifique que lui accorde M. de *Jaucourt*, ſans doute d'après *Wanhelmont*, qui diſoit qu'il renonceroit plutôt à traiter des maladies, qu'à l'uſage de l'opium, du mercure & de l'antimoine ; *Sydenham* l'employoit beaucoup dans les petites véroles, dans les rougeoles & contre les hémorragies. MM. *Huxam*, de *Haën*, *Storck*, & autres l'employoient dans les maladies inflammatoires ; ainſi voilà donc un mixte qui n'eſt plus ſpécifique, puisqu'il est admissible pour tant de cas différens. Je l'ai employé rarement avec succès, & ma propre expérience m'a appris que son usage a plus de suites désavantageuses qu'utiles, même dans les cas les mieux indiqués. Il n'y a point de Praticien qui ne sache que le propre de l'opium, ainsi que de toutes ses préparations, est de diminuer la chaleur animale, de suspendre toutes les sécrétions; celle de la transpiration exceptée qu'il provoque au contraire: Aussi l'employe-t-on souvent comme diaphorétique. Il occasionne les constipations & dérange les fonctions de l'estomac. Ce remede, pris sans précaution, & à dose un peu forte, excite le vomissement, & à dose un peu plus forte, il occasionne des convulsions & quelquefois la mort. En général, à quelque dose qu'il soit donné, il laisse une impression vicieuse dans les organes de la digestion. Or, un remede qui présente plus de dangers que d'avantages, ne mérite pas le titre de spécifique ; en outre, il ne faut pas croire qu'il calme toutes les douleurs, il en est d'espece à être plutôt augmentées par son usage que diminuées. Pour moi, j'ai été dans le cas de l'observer maintes fois, & loin de procurer le calme que je desirois, mes malades n'en étoient que plus agités. Il est des douleurs d'especes particulieres où l'opium ne produit aucun soulagement eu égard à leurs causes. *Xénocrate* & *Ascleipiades* guérissoient les mêmes accidens avec un moyen plus agréable & moins suspect que l'opium ; ils guérissoient les phrénétiques & les fous avec des instrumens de musique,

Théophraste rapporte qu'*Ismenias* procuroit du soulagement aux malades attaqués des douleurs de la goutte sciatique par le doux son de la flûte. Un Professeur dont parle *Peklin*, étoit dans le même cas; il n'avoit pas trouvé d'autres moyens que les sons harmonieux pour rendre plus supportables ses violentes douleurs de goutte. C'est aussi avec de pareils moyens (la musique) que l'on guérit la piqûre de la tarentule. Il n'est certainement venu à l'idée d'aucuns Médecins de considérer ces moyens comme spécifiques; on peut sans doute les conseiller & avec succès, mais il faut que ce soit vis-à-vis des malades organisés pour cela. Car, enfin, je crois qu'on ne peut expliquer cela autrement, sinon que c'est l'histoire d'une sensation plus forte qui en emporte une moindre, ou au moins qui l'émousse. C'est ainsi que l'on peut expliquer l'histoire de *Ruffus*, ce Prêtre dont parle *S. Augustin*, qui étoit tellement enfoncé dans les saints mysteres, & si détaché de ses propres sens, qu'il ne s'appercevoit pas qu'un bout de cierge lui brûloit les doigts, & que la combustion lui gagnoit la main.

Le mercure n'est pas un remede plus spécifique que ceux dont nous venons de parler ; je me suis déjà expliqué à son sujet : si l'on desire de nouvelles preuves pour appuyer mon assertion, il faut aller les puiser dans l'excellent ouvrage que M. de *Horne* a donné sur toutes les méthodes qu'il a mises en usage pour l'administration de ce remede, & on y verra qu'il n'est rien moins que spécifique, malgré la multiplicité presqu'infiste des formes sous lesquelles on l'employe, tant à l'intérieur qu'à l'extérieur. Aucun Médecin n'ignore qu'il y a des especes de maladies vénériennes d'une nature telle qu'elles résistent à l'usage le plus opiniâtre de toutes les préparations mercurielles, & qu'elles ne cedent qu'à celui des bois sudorifiques. Ajoutons en outre qu'il y a des individus chez lesquels le mercure n'a pas plus d'action que sur le marbre ; j'ai traité un malade chez lequel huit onces d'onguent mercuriel double n'a pas fait plus d'effet que si on ne lui eut absolument rien appliqué ; 2400 grains de pilulles de panacée mercurielle & 350 dragées de *Keiser* n'ont opéré aucun effet sensible contre une gonorrhée, & l'estomach du malade ne s'en est même point trouvé affecté en la moindre chose ; tandis que chez une Demoiselle de 28 ans, les pilulles de *Belloste*, données comme altérant, à la dose d'une pilulle tous les soirs, ont porté à la bouche le septième jour, au point que j'ai eu recours à un minoratif pour en précipiter l'effet.

Les vermifuges sont, en général, des remedes trop vantés en médecine, & qu'on qualifie avec trop de légéreté de spécifiques dans les maladies vermineuses. Voyons avec *Hoffmann* l'idée qu'il faut attacher à ces sortes de remedes.

On compte ordinairement au nombre des vermifuges, les acides tels que le jus de citron, d'orange, de limon, de groseille, d'épines-vinettes & de grenade. Le phlegme & l'esprit de vitriol, la crême de tartre, le vin tartareux du

Rhin & le vinaigre. Tous ces remedes ne sont véritablement vermifuges que lorsqu'il y a complication de chaleur, de putridité, d'ardeur contre nature, enfin de fievre assez forte; alors non-seulement ils corrigent la chaleur, mais ils résistent encore puissamment à la putréfaction, & détournent la malignité des symptômes. Dans la fievre putride, par exemple, la bile est dénaturée, elle est putride; enfin elle contient un alkali-volatil qui se développe des matieres qui sont en fermentation dans l'estomac, & qui agit sur les vers comme anthelmintique.

On met dans la classe des vermifuges les amers tels que l'absynthe, la petite centaurée, le scordium, le treffle de marais, la rue & plus encore les amers qui ont une qualité purgative, tels que

que l'aloës, la rhubarbe & les trochiques d'*Alhandal*, cependant il est prouvé que ces remedes ne détruisent pas toujours les vers, puisqu'ils s'engendrent dans la rhubarbe & même dans l'absynthe. *Hildanus* prétend quelque chose de plus, qu'ils s'engendrent même dans la vésicule du fiel. Cependant ma propre observation m'a prouvé le contraire de cette assertion. J'ai suivi pendant quatre ans, & plus, une maladie de moutons connue sous le nom de foie-douvé, qui est fort commune dans ce pays-ci, & qui, à mon avis, n'est autre chose qu'une gangrene humide & vermineuse, dont la substance du foie est entiérement pénétrée. Dans cette maladie, j'ai observé une quantité prodigieuse de petits vers plats & de forme orbiculaire, qui rongeoient toute la ſubſtance du foie de ces animaux, tous les vaiſſeaux hépatiques, tous les rameaux de la veine-porte; le conduit choledoque, le cyſtique en ſont conſtamment farcis, & je n'en ai jamais obſervé un ſeul dans la véſicule du fiel, pas même dans le lieu de ſon inſertion avec le conduit cyſtique. Revenons à nos amers qui ne ſont pas toujours auſſi efficaces qu'on ſe l'imagine contre ces ſortes d'inſectes, quoique cependant on ne puiſſe nier qu'ils corrigent par leur qualité balſamique les matieres crues & glaireuſes dans leſquelles les vers s'engendrent & ſe nourriſſent; & qu'en outre, en ſtimulant les fibres des inteſtins, ils évacuent quelquefois les humeurs corrompues en même-temps que les vers.

Les ſubſtances huileuſes paſſent auſſi

pour de puiſſans vermifuges, leur efficacité paroît être conſtatée par une expérience de *Rédi*, qui nous apprend que tous les inſectes périſſent promptement dès qu'ils ſont baignés dans l'huile : on peut, par cette raiſon, donner contre les vers des ſubſtances huileuſes, telles que l'huile d'olive, de navette & d'amandes douces ; celle de *riccin*, ou de *palma-chriſti*, devient aujourd'hui fort en uſage, mais en aſſez grande quantité pour pouvoir tuer tous les vers qui ſe trouvent répandus dans tout le tube inteſtinal.

Les ſubſtances ſalines paſſent auſſi pour des ſpécifiques contre les vers, tant parce qu'elles détruiſent le tiſſu tendre des vers, que parce qu'en ſtimulant les inteſtins, elles procurent l'évacuation des matières qu'elles contiennent. Ceci eſt vrai, des ſels neutres amers, tels que ceux de Glauber, d'Epſom, de Sedlitz, d'Egra & de Carlſca, qui, pris dans un véhicule approprié, & pendant un eſpace de temps conſidérable, produiſent d'excellents effets, ſur-tout dans les jeunes perſonnes incommodées de l'eſpece de vers nommé tænia & de vers larges, parce qu'on ne le détruit pas ſi bien par les purgatifs qui produiſent des ſpaſmes, que par les ſels & les eaux ſalines.

Il eſt certain que les ſels de l'eſpece vitriolique ont eu long-temps la réputation d'être de bons vermifuges, & les eaux de Pyrmont qui contiennent un vitriol ſubtil de Mars, ſont très-bons pour la cure du tænia & des vers ſpiraux. S'il y a des remedes utiles pour quelques cas, c'eſt aſſurément celui où il est question de faire mourir & de chasser les vers. Les meilleurs pour cet effet sont parmi les gommes l'*assa fœtida*, le sagapenum, le sopoponax & la mirrhe. Parmi les plantes, la tanasie, le sordium & l'absynthe; parmi les racines bulbeuses, les différentes sortes d'oignons & d'ail; parmi les amandes ameres & l'huile qu'on en exprime, la barbotine, la graine de cataputia & autres de même nature. On peut mêler ces sortes de remedes avec les autres pour un succès plus assuré.

Le mercure passe lui-même pour un remede sûr contre les vers qu'il tue en détruisant leur mouvement vital, sans pouvoir trop expliquer son effet par des principes méchaniques. On donne le mercure doux, bien préparé, sans purgatif ou avec un purgatif, tel que le diagrede, la ſcammomée ſulphurée, la réſine de jalap; on donne auſſi l'ætiops minéral fait d'un mêlange exact de ſouffre & de vif-argent. *Hoffman* donnoit le vif-argent, bien épuré & longtemps broyé avec le ſucre candi, en faiſant précéder l'uſage de ce remede par des préparations néceſſaires.

On recommande dans les Mémoires d'Edimbourg, la poudre d'étain pour les vers grêles ou longs, & on en parle comme d'un excellent vermifuge pour les vers cucurbitains. On emploie auſſi ce remede contre le tænia, ou ver plat, qui eſt ſi difficile à détruire. On pulvériſe bien ſoigneuſement une once & demie d'étain fin; on mêle cette poudre paſſée par un tamis avec huit onces de mélaſſe. On purge d'abord le malade; le jour ſuivant on lui donne, à jeun, la moitié de cette composition ; le lendemain, la moitié de l'autre moitié ; & le troisieme jour, on donne le reste.

Voilà donc beaucoup de substances, qui, quoique d'une nature bien hétérogêne, produisent cependant le même effet ; mais qui, contre la même maladie, n'en sont pas plus applicables pour cela chez tous les individus, dans tous les cas, & indistinctement dans toutes les circonstances : or, un remede qui est, ou qui passe pour spécifique, contre telles especes de vers, mais qui n'est pas susceptible d'application chez tel individu, doué de tel tempérament, & accompagné de telles circonstances, sans courir les plus grands dangers même ceux de la mort ; un tel remede, dis-je, ne mérite plus alors le titre de spécifique; on doit au contraire le lui refuser, & ne l'accorder qu'à celui qui, à l'exclusion de tout autre, guérit une maladie, donné chez tous les individus & dans quelque circonstance qu'ils puissent se trouver.

Le remede de Madame *Nouffler*, contre le tænia, n'est pas plus dans le cas que les autres, non-seulement eu égard à certaines contre-indications dépendantes de l'individu, mais encore par rapport à son effet qui n'est pas toujours infaillible.

J'en dirai autant de celui qu'on nous a nouvellement apporté de Corse, savoir, de l'helminthocorton, qui est une mousse de mer ou un espece de coraline, que les Grecs de la Colonie d'Ajaccio ont éprouvé les premiers, & dont ils ont reconnu la vertu anthelmintique; on a beaucoup exalté cette plante, & quoiqu'on ne l'ait d'abord vantée que comme un puissant spécifique contre les strongles : un Apoticaire, Aide-major des Troupes du Roi en Corse, a prétendu qu'elle étoit infaillible, non-seulement contre cette espece de vers, mais encore contre le vers solitaire.

Voilà ce qui arrive à l'égard de tous les remedes nouveaux; on se fait une espece de gloire d'étendre leur empire, & l'enthousiasme y a plus de part que l'expérience. Il est certain que l'helminthocorton est un bon vermifuge, sans être meilleur que les plantes ameres qui croissent au milieu de nous, & que nous avons coutume d'administrer avec succès contre les vers; mais il est vrai aussi qu'il manque quelquefois son effet, car il a été donné en vain à des enfans que les vers tourmentoient certainement, & qu'on est parvenu à chasser par d'autres moyens; ainsi ce remede, quoique salutaire, rentre dans la classe de tous les autres qui n'agissent pas également chez tous les individus, sans qu'on puisse en assigner positivement la raison.

Quant aux spécifiques que l'on décore ainsi, parce que, dit-on, ils sont plus amis d'une partie que d'une autre, ce sont ces prétentions qui ne méritent pas une réfutation sérieuse. Une pareille médecine qui prescriroit des remedes pour la poitrine, le cerveau, le bas-ventre, seroit une médecine à tiroir qui ne peut prendre consistance dans des têtes tant soit peu organisées. Tous les remedes sont assujettis aux mêmes loix de l'économie animale. Entraînés par le torrent de la circulation, ils se distribuent également par-tout; ils n'ont pas un district particulier & de préférence à telle ou telle partie; je crois bien qu'une partie plus foible que les autres soit accidentellement, soit naturellement, se ressentira plus des effets d'un remede quelconque qu'un autre. Il est de la loi des fluides de se porter dans l'endroit où il y a moins de résistance, mais cela n'autorise pas à admettre des spécifiques pour le cerveau, pour la poitrine, le foie, la rate, l'estomac & les reins, &c. Delà ces dénominations pompeuses de céphaliques pectoraux, hépatiques, stomachiques, néphretiques, &c. Dénominations ridicules, & très-funestes aux progrès de l'Art. Qu'importe à un Praticien que l'un de ces viscères soit pris, par exemple, d'inflammation? Cela importe beaucoup sans doute pour le malade, à raison de l'importance des organes affectés & des fonctions suspendues; mais cela ne fait rien au Médecin quant au plan curatif qu'il doit se tracer. Les boissons humectantes, relâchantes, les anti-phlogistiques, enfin, sont ceux qu'il doit également employer pour toutes, *servatis servandis.*

Tous les Médecins savent que la plupart des vertus spécifiques que l'on prodigue à tous ces remedes ſont dues à l'eau, qui, comme véhicule, leur ſert de baſe, ainſi que je l'ai déjà dit. Les nerfs ou parties nerveuſes ſe trouvent bien des remedes empreints d'une huile ſubtile aromatique, de bonne odeur, quelquefois ſans doute, mais point aſſez généralement pour mériter le nom de ſpécifique. J'ai vu des femmes ſe trouver mal à la ſimple odeur de la violette; j'éprouve moi-même des ſenſations déſagréables, & qui me portent à la tête par les odeurs les plus légeres & les plus douces. Je ne peux pas ſupporter l'odeur de la roſe ſans être affecté d'une douleur de tête plus ou moins forte, à raiſon du tems que j'aurai paſſé dans l'appartement où cette odeur prédomine. Tout le monde ſait que le muſc eſt auſſi dans ce cas-là, qu'il chatouille agréablement les houpes nerveuses de la membrane pituitaire ; qu'il ébranle légérement tous les nerfs ; enfin, qu'il réveille d'une maniere douce & agréable les esprits animaux chez certaines personnes, & que, chez d'autres, il produit un effet tout contraire ; qu'il procure des sensations si fortes & si désagréables que toutes les fibres du cerveau, &, par sympathie, toutes celles de la machine, sont dans un état spasmodique, tel qu'il en résulte des langueurs, des foiblesses, des syncopes mêmes. D'ailleurs, qu'est-ce qui ne sait pas que certaines femmes histériques, dont la mobilité des nerfs est extrême, se trouvent bien de l'odeur du cuir, de la corne, du poil brûlé & autres corps mal odorans, tels que l'*assa fœtida*, &c. ; la multiplicité & la variété des symptômes qui accompagnent la maladie histérique la rendent tellement différente dans les différens sujets qui en sont attaqués, qu'il est de toute impossibilité d'admettre un spécifique. Il n'y a peut-être point de maladie dont l'ætiologie soit aussi obscure que celle-ci. Chaque Médecin a son opinion à lui sur la nature de cette maladie. Les uns en accusent l'utérus, les autres l'estomac, ceux-ci inculpent tout le canal intestinal, ceux-là les hypocondres. Le système de la veine-porte est regardé par les *Stalhiens* comme renfermant le vice qui produit ces accidens multiformes. Le cerveau, le système nerveux, & le système membraneux paroissent aux autres primitivement attaqués. M. *Pomme* veut du racornissement, les autres du relâchement ; il y en a qui prétendent que ce sont des vices schrophuleux, scorbutiques, cancéreux, &c. dans le sang qui donnent lieu à cette maladie, que, d'après une telle diversité de sentimens, on vienne ensuite proposer des spécifiques. Ce que je dis de cette maladie peut s'appliquer à une infinité d'autres.

La cachexie est encore une maladie dont la nature est enveloppée de nuages les plus obscurs; cette maladie chronique exige des traitemens relatifs à son caractere; si elle est produite ou entretenue par le mauvais état des visceres, elle est d'une curation très-difficile, & d'autant plus difficile que ses progrès ont été lents; elle céde au contraire promptement

promptement au traitement méthodique lorsqu'elle est survenue brusquement. La cachexie entretenue par la présence d'une autre maladie ne doit être regardée que comme un accident qui se dissipera lorsque l'on aura remedié à la cause qui l'entretient; mais celle qui n'en est que la suite, ou qui est primitive, demande un traitement particulier. Lorsqu'elle dépend, par exemple, de la suppression des regles, des hémorroïdes, ou d'autres pertes de sang habituelles, on ne peut la vaincre qu'après l'avoir rétablie. On pourroit, sans doute, y suppléer par les saignées: mais ces moyens doivent être employés avec beaucoup de circonspection, dans la crainte de trop affoiblir les ressorts des vaisseaux qui jouent le plus grand rôle dans toutes les fonctions de l'économie animale; dans le cas contraire, je veux dire, si les hémorrhagies excessives ont jetté dans cet état, on doit plus attendre du temps & de la nature, secondée par des alimens bien distribués, que des remedes. Si la rentrée de la gale, ou quelqu'autre excrétion y a donné lieu, on aura recours aux moyens qui y sont relatifs. La cachexie n'a donc point & ne peut avoir de spécifiques; elle exige un traitement sage & modéré: car, on ne doit point oublier qu'elle dépend souvent, sans qu'on s'en doute, d'un vice local auquel on ne sauroit remédier, & que les remedes que l'on donne aveuglement, dans ces cas, ne peuvent que précipiter les malades au tombeau, & malheureusement les exemples en sont trop communs. En effet, que doit-on attendre de ceux qui, dirigés par leurs hypothèſes, ou conduits par une routine aveugle, n'ont d'autres armes pour combattre cette maladie que les purgatifs & les diurétiques : remedes à la vérité utiles lorſqu'ils ſont ſagement adminiſtrés ; mais ſouvent perfides par l'abus & la mauvaiſe application qu'on en fait ?

M. Bordeu, loin d'avoir diſſipé les nuages qui enveloppent cette matiere, n'a fait que les groſſir & les multiplier par les diſtinctions, preſque ſans nombre, qu'il fait des cachexies dans ſes recherches ſur les maladies chroniques ; il en crée autant d'eſpece particulieres qu'il y a d'organes notables & d'humeurs bien diſtinctes ; ainſi il admet une cachexie bilieuſe, une cachexie muqueuſe indiquée par la coenne qu'on obſerve ſur le ſang dans pluſieurs maladies aigues & chroniques ; une cachexie laiteuſe, une cachexie ſeminale. (Il entre, au ſujet de ces deux dernieres, dans des détails auſſi curieux qu'intéreſſans pour la pratique). Une cachexie ſanguine, une cachexie graiſſeuſe ou huileuſe, une cachexie ſéreuſe, une cachexie urineuſe, une cachexie ſplénique, une cachexie glaireuſe inteſtinale, &c.

Tous les dérangemens ſenſibles, obſervés dans le cerveau, ne nous inſtruiſent pas de la nature du vice particulier, qui, dérobé à nos ſens, excite plus prochainement les vertiges ; mais ils nous font connoître qu'il y a réellement des vertiges idiopathiques, & que, par conséquent, ceux qui ont prétendu qu'ils dépendoient tous de l'affection de l'estomac, c'est-à-dire, qu'ils étoient tous sympathiques, se sont trompés en généralisant trop leurs prétentions. Nous pouvons encore conclure de ces observations, que le vertige n'est pas une maladie aussi légere, aussi peu dangereuse qu'on le croit communnément, & que l'assure *Wilis*: *Hippocrate* étoit bien éloigné de penser de même.

La même obscurité qui enveloppe l'aitiologie de cette maladie se trouve répandue sur le traitement qui lui convient. En conséquence chacun a imaginé des méthodes curatives conformes à ses idées théoriques, & comme il arrive ordinairement dans les choses où l'on n'entend rien, le charlatanisme s'en est emparé, & chaque Auteur a proclamé son spécifique qu'il a donné comme merveilleux dans tous les cas, & qui ne convient, pour ainsi dire, à aucun. Cette maladie, ainsi que toutes les autres, demande un traitement relatif aux différentes especes, aux causes qui l'ont produite, au tempéramment, à la constitution propre du malade, ainsi qu'à une infinité d'autres circonstances, & recuse toutes especes de spécifiques.

Le vertige idiopathique exige souvent la saignée, sur-tout si le malade est sanguin, & qu'il soit menacé d'une attaque d'apoplexie. Les purgatifs sont indiqués dans cette maladie, parce que le dévoiement est la crise la plus avantageuse dans les maladies de la tête. Il faut s'occuper à rétablir les sécrétions supprimées s'il en existe. Si le vertige est un effet d'épuisement survenu à la suite de débauche, d'hémorrhagies, de superpurgations, &c. les secours moraux & diététiques, les remedes légérement cordiaux, restaurans, toniques sont les plus appropriés; lorsqu'il est occasionné par l'application & le travail, le principal remede consiste à retrancher une grande partie de l'étude, & à dissiper le malade : c'est ainsi qu'il faut varier les moyens curatifs suivant la diversité des causes & des indications qu'un spécifique ne peut jamais remplir.

Dans le vertige sympathique, dépendant de l'affection de l'estomac, il faut, suivant le précepte d'*Hyppocrate*, avoir recours à l'émétique, le réitérer; insister encore plus que dans l'idiopatique sur l'usage des purgatifs, pour faire couler la bile, fortifier ensuite le viscere par les stomachiques amers, aloétiques. Les malades doivent seconder les soins du Médecin par un régime convenable pour se procurer de bonnes digestions. Voilà donc une même maladie pour le nom, mais qui n'est point du tout la même dans la chose, & qui exige par conséquent un traitement méthodique pour remplir les différentes indications que présentent les différentes complications.

Le peu que nous venons d'expliquer sur les vertiges, peut également s'appliquer à la curation des apoplexies qui doit varier suivant l'espece & les causes qui les produisent; il y a, comme tout le monde sait, trois especes d'apoplexie, la sanguine, la séreuse & l'accidentelle, ainsi dénommée par *Lieutaud*,

Boerhave en ajoute une quatrieme qu'il appelle polipeuse, mais celle-ci rentre dans la sanguine. On sent que de reste par le simple énoncé de leur distinction, que tous les sachets du monde, que tous les arcanes prétendus spécifiques sont indifférens, (non pour leurs Auteurs) inéficaces, absolument nuls & uniquement propres à duper le vulgaire sottement crédule.

En parlant des sachets auxquels le nom d'*Arnoult* se trouve nécessairement lié, je me rappelle un certain *Eudamus*, Athénien & Charlatan de la même espece, qui vendoit des anneaux contre la morsure des bêtes venimeuses, & qui a été célébré par le Poëte *Aristophane*. Comment concevoir que dans la Grèce, le centre des arts & des sciences, on ait ajouté foi aux promesses d'un tel homme? Concevra-t-on plus aisément qu'en France, où les arts & les sciences fleurissent également, & dans le dix-huitieme siècle où l'on a fait des progrès immenses dans l'étude de la Physique, on ait pu se croire à l'abri des attaques d'apoplexie, en portant suspendu au col un sachet composé, peut-être, des premieres substances qui se sont présentées à l'idée de son Auteur, & qui ne peut avoir la moindre influence sur une pareille maladie? Les hommes, susceptibles des mêmes inventions, doivent se ressembler; &, en conséquence, ne voulant pas supposer ceux que je viens de nommer, plongés dans une ignorance assez crasse pour ne pas apprécier eux-mêmes la futilité de leurs prétendus secrets, j'aime à me les représenter, l'un dans Athènes

& l'autre dans Paris, riants *in Petto* de la folle crédulité de leurs Concitoyens, & se félicitant intérieurement du lucre facile qu'elle leur apportoit. Je doute néanmoins que le lucre de celui d'Athènes ait été aussi considérable que celui de l'Auteur des sachets; car, ceux-là se sont vraiment convertis en mine d'or. La raison, les lumieres acquises, celles que nous fournissent les connoissances physiques, n'ont pu empêcher une foule de gens de donner leur argent en échange d'une vaine amulette. Quelle est la cause d'un pareil délire, sinon celle que j'ai déjà assignée dans l'Introduction? On aime la vie passionément, & l'imposteur hardi qui se présente en tenant ce langage: *per facile id quidem est, sanum futurum, mea ego id pro-*

metto fide (*), gagne aussi-tôt une confiance que le savoir & la modestie réunies ne peuvent obtenir. Il est vrai que les sachets, les anneaux & autres niaiseries de la même sorte, ne sont pas dangereux dans leurs effets; mais ils sont toujours funestes à l'humanité par trop de confiance qu'on y attache, & qui fait négliger les secours vraiment utiles. M. *Majault*, dans son excellent Mémoire critique sur l'usage des contre-poisons, démontre l'impuissance de l'alkali-volatil dans l'apoplexie & l'aphixie. » Si l'apoplexie est sanguine, dit-il, » l'alkali-volatil ne diminue point la » pléthore, il faut saigner sans perdre » de temps; si elle est humorale, les

(*) *Plaute.*

» vomissemens, les purgatifs sont pré-
» férables; dans l'aphixie le malade inspire
» ou n'inspire pas; s'il inspire, l'air suffit;
» s'il n'inspire pas, ira-t-on injecter la
» vapeur alkaline dans le poumon, pour
» faire périr le malade de suffocation? »
Ce moyen lui paroît donc au moins inutile.

La toux est une maladie & un symptôme de plusieurs maladies de la gorge, de la poitrine & de l'estomac. Mais c'est le symptôme ordinaire de quelques embarras dans les poumons. Elle consiste dans un effort violent que l'on fait pour expulser une matiere étrangere des bronches & du poumon, par l'augmentation de leur contraction ou de leurs forces convulsives. Ainsi la toux est précédée d'une violente inspiration, & accompagnée d'une expiration excessivement forte.

Les causes de la toux sont tout ce qui peut empêcher l'air d'entrer librement dans les poumons, & d'en sortir avec aisance, ce qui provient de plusieurs causes qui sont propres ou étrangeres au poumon. Les causes de la toux propres à ce viscere sont : 1°. l'engorgement des arteres & des veines, soit bronchiques, soit pulmonaires par un sang épais, visqueux & gluant. 2°. L'arrêt de la limphe bronchiale dans les canaux qui lui sont destinés, produit par un défaut de transpiration, par une chaleur ou un froid excessifs. 3°. L'acrimonie du sang ou de la limphe bronchiale. 4°. La contraction spasmodique du poumon ou des parties voisines.

La toux a aussi des causes étrangeres aux poumons qui sont une saburre acide, visqueuse, nidoreuse, qui enduit l'estomac, des rapports aigres, le vomissement habituel & accidentel, la crudité des alimens & du chile qui se mêle au sang dans les poumons. L'acrimonie de la muscosité des amygdales, du nés & des glandes du fond de la bouche ; la sécheresse de l'air, sa chaleur, son humidité excessives sont autant de causes de la toux qui peuvent, en agissant immédiatement sur le poumon, produire ce symptôme.

Avant de penser à guérir la toux, on doit en examiner le caractere & la cause, sans cela, on court risque de tout perdre. Les remedes adoucissans tels que les huiles, les mucilages, les looks, les émulsions, les sirops, &c., deviennent dangereux lorsque le rhume est sympatique; si, au contraire, la toux est produite par une acrimonie du sang, une irritation des bronches, la sécheresse & la chaleur des poumons, c'est le cas d'ordonner les béchiques simples & doux; mais dans l'épaississement & la glutinosité, soit de la lymphe, soit du sang, dans l'obstruction des canaux bronchiques par une matiere froide lente & humide, on doit employer les béchiques incisifs & expectorans, les atténuans & apéritifs, les purgatifs & les émétiques; ainsi un remede n'est donc pas indifférent pour les différentes especes de toux, & ne peut suffire seul pour toutes, sur-tout relativement à la diversité des causes dont je ne dis qu'un mot

mot, mais qui suffit pour donner l'exclusion à tout ce qu'on appelle spécifique.

La colique, & les douleurs de colique, sont si communes & si multipliées, qu'il n'y a ni âge, ni sexe, ni conditions, ni pays, ni constitutions qui en soient exempts pendant le cours de la vie; les enfans, les jeunes gens d'un tempérament chaud & billieux, les femmes, les vieillards, les pauvres, les riches, les personnes d'une nature foible & délicate & d'un sentiment vif, y sont les plus sujets. Pour en développer la nature autant qu'il est possible, & faire un traitement méthodique, il faut observer soigneusement si la colique est fixe, vague, changeant de place, constante, périodique, intermittente, sympathique, opiniâtre, douloureuse, aigue, &c., enfin, s'instruire de ses causes qui sont en grand nombre, ainsi que de ses especes.

Il y a des coliques vermineuses, bilieuses, spasmodiques, venteuses, sanguines, &c., relativement à la cause ; il y a des coliques hépatiques, néphrétiques, &c., à raison du siége.

Les humeurs viciées du corps entier, ou de quelques parties, étant portées aux intestins, y causent de vives douleurs de colique, & requierent des secours opposés à la nature du vice. Telle est l'humeur de la goute, le catarrhe, la cachexie, le scorbut, la gale, l'évacuation supprimée de la sueur, de l'urine, de la salive, des excrémens, d'un ulcere, d'un abcès, des hémorrhoïdes, ou comme il arrive dans les maladies aigues, inflammatoires, épidémiques, contagieuses, dans lesquelles maladies les matieres âcres se jettent de toutes parts sur les intestins. Il est nécessaire de détruire la maladie, mais en attendant, de lubréfier le canal intestinal par des boissons humectantes & des injections onctueuses, détergentes & adoucissantes. Lorsque la suppression du flux hemorrhoïdal & menstruel est l'origine de la colique, il faut employer la saignée du pied, les lavemens émoliens, les demi-bains, les anti-spasmodiques, les eaux minérales, l'exercice convenable & le régime qui, dans toutes les douleurs d'entrailles, est d'une absolue nécessité. Souvent les intestins souffrent par sympathie des autres parties malades, comme l'utérus dans les femmes grosses, qui avortent, qui accouchent, qui sont en couches, ou nouvellement accouchées, qui perdent leurs regles, qui ont les mois, les vuidanges supprimés, ou qui souffrent d'autres affections de la matrice. Ce même phénomène a lieu dans les maladies des reins, du diaphragme, du foie, &c. Toutes les douleurs de colique de ce genre, nées par sympathie, cessent par la guérison des maux dont elles émanent. Telle est encore la colique convulsive, & quelquefois épileptique des enfans, qui vient des douleurs que leur fait la sortie des dents, en vertu de la correspondance que les parties nerveuses ont entr'elles.

Je ne finirois pas si je voulois esquisser le tableau caractéristique de toutes les especes de colique qui différent toutes, tant à raison de leur cause que de leur siége, &c. *Vanhelmont* fait mention des coliques produites dans les glandes mésentériques par des obstructions, des squires, des abcès, &c., survenus dans ces parties. Une inflammation locale, une hernie, une érysipele, un rhumatisme donnent lieu à des coliques violentes; des diarrhées, des dyssenteries, sont accompagnées de douleurs très-vives; les astringens, les vomitifs, les purgatifs, les drastiques donnent des coliques; les vins sophistiqués avec la litharge, les préparations de plomb, &c., donnent cette fameuse colique, dite de Poitou ou des Peintres.

Il est clair que le traitement doit varier suivant la diversité des causes & des especes, & qu'il doit être adapté aux différentes circonstances; mais lorsque les causes sont inconnues, que doit-on faire? Il faut toujours employer les remedes généraux, la saignée pour peu que l'inflammation soit à craindre, les fomentations chaudes & émollientes perpétuellement répétées, les lavemens relâchans, délayans, anti-phlogistiques, les laxatifs, les boissons humectantes & persévérer dans cet usage jusqu'à ce que le mal soit entiérement appaisé, ce qui arrive d'ordinaire sans que la cause ait été découverte par le Médecin. Les coliques se guérissent souvent naturellement par une sueur abondante, par un saignement de nez, par un flux hémorrhoïdal, par un cours de ventre, par une diarrhée, par un écoulement d'urine, &c.; mais les remedes généraux qu'on vient d'indiquer, ne tendent qu'à avancer la guérison, & à la déterminer plus sûrement.

Comme la plupart des coliques sont accompagnées d'inflammation, ou que l'inflammation ne tarde guere à survenir, il faut tout mettre en usage pour dompter cette inflammation ou pour la prévenir; il est en général fort essentiel de reconnoître les inflammations des visceres, mais en même tems si difficile que souvent les plus célebres Médecins se trompent sur l'existence de ces maladies : cette erreur est cependant de la derniere importance, elle peut devenir mortelle sur-tout lorsque l'inflammation a été totalement inconnue, & que les Médecins employent un traitement contraire à cet état des visceres. Dans les douleurs spasmodiques des intestins, on doit s'abstenir des vomitifs, des cathartiques, des lavemens d'une qualité acrimonieuse; si la constipation donne lieu à des douleurs de colique & qu'elle soit invétérée, il faut y remédier par le moyen des remedes laxatifs & rafraîchissants; il faut s'abstenir de tout remede chaud, des carminatifs & des sudorifiques dans toutes les coliques convulsives & inflammatoires; enfin, il faut éviter avec soin de tomber dans l'erreur des Praticiens qui, tant que la colique est encore renfermée dans les bornes de l'inflammation, l'attribuent mal à propos aux froids, aux flatuosités, aux vents, & la traitent par des remedes chauds, carminatifs, dont les suites sont très-funestes : il faut espérer que cette mauvaise pratique, contraire à tous les principes, tombera ainsi que la célébrité de ceux qui la recommandent (*). Tous les prétendus ſpécifiques inventés par la cupidité, publiés par l'effronterie, & appuyés par l'ignorance, ne ſervent qu'à jetter les jeunes Praticiens dans l'erreur & précipiter les malades au tombeau.

Les antidotes préſervatifs, ou contre-poiſons, ſont encore aujourd'hui des

(*) *Celeres enim vel acutæ paſſiones, etiam ſponte ſolvuntur, & nunc fortunâ, nunc naturâ ſavente... Chronicæ autem vel tardæ paſſiones morbi qui jam præjudicio quodam corpore poſſiderint ſolius medici peritiem poſcunt : cùm neque naturâ neque fortunâ ſolvantur.*

Cælius, aurel. præfat. Liv. V, de morb. Chron.

remedes fort équivoques, & ce qui prouve leur incertitude est leur multiplicité pour le même poison. Le meilleur ouvrage qui ait paru de nos jours sur les contre-poisons, est celui de M. *Navier*, & la plupart des moyens qu'il nous propose comme certains, comme des spécifiques qui ont passé au creuset de l'expérience, se trouvent pour la majeure partie détruits par des observations critiques & pratiques de M. *Majault*. Ce savant Médecin s'occupe principalement du foie de soufre annoncé comme contre-poison de l'arsenic, du sublimé-corrosif, du verd-de-gris & de plomb; du savon proposé comme capable de remédier aux effets de l'eau-forte; & de l'alkali-volatil annoncé avec enthousiasme comme spécifique contre l'apoplexie. Il faut lire dans l'ouvrage même les réflexions judicieuses de cet habile Chymiste sur ces différens articles. Il faut observer en général qu'il ne faut pas toujours se laisser séduire par les raisons des Chymistes, & que les effets qui s'operent dans l'économie animale sont souvent bien différents de ceux qui s'exécutent dans un matras. Ajoutez en outre que les différentes substances vénéneuses tirées des trois regnes, n'ont pas toujours la même activité, la même énergie sur tous les individus, dans tous les temps, dans tous les lieux.

La ciguë d'Athènes a certainement des principes d'une nature bien différente de la nôtre; d'après les expériences de M. de *Maupertuis*, les scorpions ne sont pas dangereux, & l'huile de ces insectes que l'on donne en Languedoc comme un puissant spécifique contre leur piquûre, tire toute son efficacité du peu de malignité dont les piquûres de ces insectes sont susceptibles. L'eau de luce, qui a réussi à M. de *Jussieu*, contre la morsure de la vipere, ne peut être regardée comme un spécifique, quoiqu'il soit cependant le meilleur remede connu jusqu'à présent : il y a des exemples de personnes qui avoient employé ce remede contre cette morsure, & qui devint absolument infructueux. Aussi y a-t-il quelques Praticiens qui conseillent d'oindre le corps avec de l'huile d'olive pour boucher les pores de la peau, & enchaîner ce remede.

Nous ne terminerions pas si nous voulions passer en revue toutes les substances des trois régnes auxquelles l'on donne le nom de spécifiques ; & qui ne méritent pas plus ce nom que celles dont nous venons de nous occuper. C'est pourquoi nous nous bornerons à ce court exposé qui doit suffire pour convaincre qu'il n'y a & ne peut y avoir de spécifiques proprement dits, & que la vraie science du Médecin consiste à savoir varier l'administration des moyens curatifs & à n'adopter aucune maniere de guérir qu'elle ne soit adaptée à toutes les circonstances dans le détail desquelles nous sommes entrés. Cette vérité est sans doute révoltante pour les ignorans, ainsi que pour les Charlatans ; mais elle est trop importante pour que les gens vraiment instruits ne lui donnent pas toute la sanction qu'elle mérite.

Je vais extraire un précis de plusieurs faits consignés dans mon journal d'observations, qui viendront à l'appui de mon assertion ; savoir qu'il n'existe pas de spécifiques, quoique nous n'ayons pas besoin de nouvelles preuves.

PREMIERE OBSERVATION.

En Janvier 1763, je fus appellé par un Moine, grand mangeur, qui depuis trois jours avoit un hoquet des plus considérables, pour lequel on lui avoit donné tous les prétendus spécifiques renommés, tels que l'opium & toutes ses préparations, les acides du citron, du vinaigre, &c. ; & le tout, loin de diminuer les convulsions du diaphragme, ne faisoit qu'augmenter les secousses tumultueuses ; je lui donnai à l'instant trois grains de tartre stiblé en lavage qui, en produisant de fortes évacuations, lui rendirent le calme. Ainsi l'émétique est devenu par circonstance un puissant anti-spasmodique.

Le hoquet, comme tout le monde sait, a plusieurs causes dans le nombre desquelles, il s'en trouvent deux diamétralement opposées; savoir la réplétion & l'inanition pour lesquelles le même remede ne peut être admis.

DEUXIEME OBSERVATION.

En 1767, je fus appellé pour une jeune femme d'une constitution séche, qui avoit une ascite produite par un froid subit qui l'avoit saisie en lavant du linge à la riviere, ayant alors ses regles fort abondantes. Ces évacuations & celles des urines se supprimerent à l'instant; l'hydropisie se déclara en trois jours ; on lui conseilla, ainsi que cela se pratique en pareilles circonstances, les apéritifs majeurs & les diurétiques les plus chauds, qui, loin de coopérer à la curation de la maladie, ne firent qu'en augmenter les obstacles. La fievre, les douleurs se mirent de la partie ; ce fut alors que l'on m'appella. Je conseillai sur le champ les saignées du bras, (il y en a eu deux de faites) les boissons humectantes & relâchantes, les vapeurs & fomentations émollientes, & en moins de dix jours toutes les sécrétions se sont rétablies dans l'ordre naturel, & la malade a guéri. Cette femme, qui se porte bien, a eû plusieurs enfans depuis cette époque.

Voilà une observation qui prouve, de la maniere la plus constante, que les prétendus spécifiques contre les ascites,

ascites, eussent été mortels dans celle-ci.

TROISIEME OBSERVATION.

En 1773, M. Séguier, Avocat Général du Parlement, passant par cette Ville, fut obligé de s'y arrêter à cause d'un vomissement continuel dont il étoit fort fatigué depuis cinq jours, à la suite d'un très-grand dîner; rien ne passoit dans son estomac qu'il ne fut sur le champ restitué. Après l'avoir mûrement examiné, je jugeai qu'une forte indigestion étoit la cause de la maladie qui existoit alors, & que je caractérisai d'inflammatoire. En conséquence, je m'opposai très-vivement à ce qu'on fit usage d'émétique, & je déterminai le malade à un traitement anti-phlogistique, qui fut exécuté sur le champ ; il fut saigné trois fois du bras, il a pris dix-sept bains, & pour toute boisson, le petit-lait édulcoré avec le sirop violat. L'aphorisme d'*Hippocrate* eut mal trouvé ici son application *vomitus, vomitu curatur.* La nature du sang & l'effet aussi heureux que subit des moyens curatifs que j'ai mis en usage en sont la preuve.

QUATRIEME OBSERVATION.

La même année, je fus appellé pour un malade qui avoit une péripneumonie bilieuse (si bien décrite par *Baglivi* :) entr'autres accidens, il avoit un crachement de sang considérable, que je fis cesser par le seul usage du tartre stibié ; ce à quoi je ne me suis déterminé qu'après un mûr examen de tous les symptômes qui accompagnoient cette maladie.

CINQUIEME OBSERVATION.

En 1775, je fus appellé pour une dysenterie épidémique qui ravageoit huit à dix Paroisses circonvoisines ; elle avoit déjà fait les progrès les plus rapides sur quelques-unes, lorsque je m'y transportai pour la premiere fois. Je m'informai de tous les moyens curatifs qui avoient été mis en usage, & je vis que l'ipécacuanha employé sous différentes formes, même à la maniere de *Pison*, le simarouba, le verd d'antimoine ciré & autres remedes qui passent pour spécifiques dans cette maladie, avoient été employés infructueusement. Je m'apperçus, en réfléchissant ſur le caractere de cette épidémie, & ſur les moyens qu'on lui avoit oppoſés, qu'elle n'attaquoit que les malheureux dont elle ſe faiſoit autant de victimes, & que les remedes coopéroient, autant que la maladie, à en augmenter le nombre. Je dirigeai mes vues du côté des toniques, des cordiaux & des reſtaurans. Je fis part de ma maniere de voir ſur le génie de cette épidémie à M. l'Intendant, qui me laiſſa le maître de me conduire conformément à mes vues : en conſéquence, je fis diſtribuer du riz, de la viande pour faire du bouillon & du vin ; je rejettai toute eſpece de remedes qui étoient devenus d'autant plus funeſtes aux malades, que leurs corps étoient déjà épuiſés, & que leurs ſolides étoient incapables de la moindre réaction. Par ce plan de conduite, j'eus la satisfaction de sauver tous les malheureux qui furent confiés à mes soins. Ainsi voilà donc des alimens qui, par circonstance, sont devenus des spécifiques contre cette espece de dysenterie. Il est bon d'observer que sur sept Paroisses à qui je portai des secours, il y en eut quatre sur-tout où les diétetiques réussissoient constamment, & que la méthode anti-phlogistique guérissoit ceux qui éprouvoient des symptômes inflammatoires.

SIXIEME OBSERVATION.

Il y a peu de temps que je fus appellé pour une Dame qui se plaignoit de perte d'appêtit & d'autres symptômes qui annonçoient saburre dans les premieres voies; je lui conseillai un grain d'émétique dans un verre d'eau:

elle s'y opposa, en me disant qu'un demi-grain lui produisoit des superpurgations allarmantes, qu'elle alloit par haut & par bas avec des douleurs d'entrailles horribles ; enfin, qu'elle en éprouvoit des foiblesses, des sueurs froides, &c. ; je m'efforçai de la rassurer en attribuant plutôt à la maladie qu'à l'effet du remede un pareil désordre. Enfin, je vins à bout de la persuader ; elle exigea de moi que je lui fisse prendre un demi-grain en deux verres ; mais comme je n'ajoûtois pas foi à ses discours, je mis au contraire un grain, bien juste à la vérité, pour les deux verres, & lui fis avaler sur le champ. Quel fut mon étonnement ! en moins d'un quart d'heure il opéra d'une maniere si prodigieuse, que j'en fus réellement effrayé. Elle s'en est ressentie plus de dix à douze jours après. Je me suis repenti pour lors de ne l'avoir pas cru sur sa parole. J'atteste ce fait comme d'autant plus vrai que j'avois fait peser devant moi chez l'Apothicaire le grain de tartre stibié & je le lui préparai seul. Ainsi, chez cette Dame, le tartre stibié à un grain & demi, à un grain même, seroit un poison sûr & prompt, tandis qu'à cinq à six grains, même beaucoup plus, il ne produit pas même des nausées chez certains malades. C'est ainsi qu'il arrive qu'une transition subite & brusque, d'une température d'air à une autre, produit une fluxion de poitrine chez certains sujets, un simple enrouement chez d'autres, & rien du tout chez plusieurs; d'où il est clair que la même combinaison de circonstances produit des effets souvent fort opposés à raiſon de diverſes conſtitutions individuelles.

Le tartre ſtibié perd ſouvent ſa vertu émétique dans certains ſujets & il agit comme purgatif, & cela par les mêmes raiſons ci-deſſus détaillées. C'eſt auſſi de la même maniere que l'on peut expliquer l'effet du kermès minéral qui réunit en lui ſeul quantité de propriétés, comme celle de faire vomir, d'évacuer par bas, de pouſſer à la tranſpiration, de diviſer les crachats, de porter au couloir des urines, &c. : auſſi pluſieurs Médecins s'en plaignent-ils & le regardent comme un remede fort infidele ; & cela fort mal à propos. *Eò vergit quò ducit natura.* Ces dernieres obſervations tendent à prouver que nous ne ſommes pas aſſez profondément inſtruits des loix de l'économie animale, pour pénétrer comment & par quel corps elle peut être altérée, à tel ou tel degré, & que toutes les actions, tant actives que passives, des différens corps, doivent être, ainsi que nous l'avons déjà dit, respectives & relatives à leur maniere d'être, & que, par conséquent, il ne peut y avoir de spécifiques proprement dits.

Ce seroit ici le cas de m'élever contre la méthode générale & suivie indifféremment par quelques-uns, dans toutes les maladies éruptives, sur-tout dans la petite-vérole. Je veux parler de celle qui consiste à tenir continuellement exposées à l'air libre les personnes attaquées de cette maladie. Ceux qui se conduisent ainsi, le font même avec une espece de bravade; ils blâment hautement les Médecins qui agissent différemment ; & à voir la maniere avec laquelle ils ordonnent que le malade soit tiré de son lit, ou qu'il y reste presque sans couverture & que toutes ses fenêtres & toutes ses portes soient ouvertes, on diroit que la nature les a mis dans son secret, & qu'elle les a choisis préférablement pour être ses ministres & les distributeurs de ses bienfaits. Il est vrai qu'ils ont grand soin de faire sonner bien haut un succès qu'ils obtiennent quelquefois, & qui paroît d'autant plus merveilleux qu'il a été précédé de circonstances qu'ils ont dirigées & qui ont, vis-à-vis du vulgaire, un mérite infini, celui de la nouveauté. Cependant réussissent-ils aussi souvent qu'ils voudroient le faire croire, & leur méthode est-elle également salutaire à tous ceux vis-à-vis de qui ils l'employent? Si cela eſt ainſi, il faut rejetter cet axiôme: *nulla perpetua præcepta recipit ars medicinalis.* Mais on peut regarder comme certain que cette maniere d'agir, qui peut être bonne & avantageuſe pour quelques-uns, eſt nuiſible à d'autres. Jamais la même pratique ne réuſſira également, dans la même maladie, à l'égard des différentes perſonnes qui en ſeront attaquées; voilà un principe ſûr & l'on doit l'appliquer au cas dont il eſt queſtion. Il y a plus, c'eſt qu'une pareille méthode, prônée & ſuivie exactement, peut-être dangereuſe, & avant qu'on en ait reconnu l'abus, elle pourroit avoir produit les plus grands maux. Nous ſavons, ſans doute, que l'air introduit dans les poumons favoriſe en général le but de la nature, en augmentant le jeu des ſolides & le cours des fluides, & en aidant la transpiration ; mais, outre toutes les circonstances particulieres à chaque individu, circonstances qui demandent quelques égards & qui exigent qu'un Médecin habile varie sa conduite, n'en est-il pas encore d'autres relativement à l'air lui-même qui peuvent s'opposer à ces heureux effets ? Supposons que celui, auquel on expose un malade inconsidérément, est un air très-humide ; il empêchera plutôt la transpiration qu'il ne la favorisera, & l'on voit la conséquence funeste qui pourroit en résulter. En effet, un Auteur qui mérite d'être consulté, le docteur *Home*, a prouvé, par plusieurs expériences, que cette excrétion est plus libre lorsque l'air est sec, que lorsqu'il est humide. L'humidité agit sur les corps de même que sur les plantes dont elle diminue la transpiration, ce qui a encore été démontré par d'autres expériences, savoir celles du docteur *Halles.* Il en faut dire de même de l'air qui est chaud & humide, & qui est le plus pernicieux de tout. Voilà ce que les Médecins éclairés ne manqueront pas de considérer, & ce qui ne sera négligé que par ceux qui suivent toujours la même méthode ; parce qu'ils n'ont pas assez de sagacité pour faire les exceptions nécessaires ; ou qui, incapables peut-être de discerner le mieux, affectent, par des motifs que je ne puis exprimer, d'avoir une opinion diamétralement opposée à celle des autres.

On dira peut-être que la conduite, que je blâme, est celle que tiennent les Inoculateurs ; à cela je réponds qu'il y a une très-grande différence en ce que ceux-ci se rendent maîtres des circonstances relatives aux sujets, en les soumettant aux préparations nécessaires, & en second lieu de celles qui sont relatives à la température de l'air, en choisissant la saison, le printemps, par exemple, & l'automne plutôt que l'été & l'hiver pour pratiquer leur opération; en sorte qu'ayant à traiter des malades qui sont presque dans les mêmes circonstances, ils peuvent suivre une marche un peu plus égale. D'ailleurs il n'est pas vrai que les Inoculateurs tiennent toujours une conduite uniforme, & qu'ils ne sachent pas la varier dans de certains temps.

Ajoutons, & cela servira à faire voir que notre critique n'a pour but que de démontrer la vérité, ajoutons, dis-je, que la méthode en question, réduite à ses justes bornes, est très-avantageuse ; ainsi il est mal, dans les fievres éruptives, de tenir le malade trop chaudement, trop chargé de couvertures & dans une chambre trop exactement fermée ; cette maniere d'agir est un autre excès qui s'oppose au travail de la nature loin de le seconder : alors le malade est dans une atmosphère trop chaude, qui affoiblit ses solides, liquéfie trop ses fluides & rend sa transpiration trop difficile. Mais si on diminue la chaleur qui l'accable en le débarrassant de ses couvertures, en ouvrant les portes de sa chambre, en y entretenant un courant d'air frais, il s'en trouvera beaucoup mieux ; un malade chez lequel l'éruption languit, qui perd ses forces & qui éprouve les symptômes les plus fâcheux dûs à l'excès de foiblesse où il est réduit, reprend bientôt une nouvelle vigueur, si on lui fait respirer un air renouvellé & frais, qui remplit alors l'office d'un véritable cordial en s'introduisant dans les poumons & en accélérant le libre cours des fluides.

Je crois avoir suffisamment démontré qu'il n'y a & ne peut avoir de spécifiques en médecine; les argumens que j'ai administrés pour prouver la non-existence de ces sortes de remedes, sont d'autant plus forts que je les ai tirés de la saine physique & de l'observation; j'ai cru ne devoir pas faire trop usage de citations, d'autorités: qu'a-t-on besoin en effet de tant de témoignages quand on a la nature, l'expérience & le flambeau de la raison pour prouver ce que l'on avance? Le raisonnement seul m'auroit sans doute suffi, mais j'ai cru ne devoir

devoir l'employer que pour rendre compte des faits eux-mêmes qui l'emportent sur tous les moyens de la logique. Que peuvent effectivement ajouter à nos preuves les citations, les autorités? rien du tout. C'eût été une exubérance qui nous est absolument inutile.

La non-existence des spécifiques une fois prouvée, & prouvée même par l'absence des qualités qui seroient essentielles & indispensables aux remedes pour être honorés du titre de spécifiques, je suis dispensé d'entrer dans aucun détail relatif à leur maniere d'agir, à leur usage, au cas de leur application, à la méthode de les administrer; enfin d'indiquer les maladies ou de tels remedes sont encore à desirer. Comme ami de l'humanité, je fais les voeux les plus ardens pour que l'on puisse en trouver de sûrs contre l'hydrophobie, l'épilepsie, les maladies chroniques de la poitrine, la goutte, les rhumatismes, les coliques de vents, &c.; mais, comme Physicien, je suis convaincu que cette découverte est aussi facile à obtenir que celle de la pierre philosophale; je ne prétend pas inférer delà que toutes ces maladies resteront toujours incurables, quoique je le craigne fort, mais qu'elles ne pourront être guéries que par un traitement sage & méthodique, & jamais par un spécifique. *Lucrece* étoit convaincu de cette vérité lorsqu'il nous a laissé dans son sixieme Livre, ces quatre vers:

Nec ratio remedi communis certa dabatur
Nam quod alis dederat vitales aeris auras
Volvere in ore licere & cæli templa tueri
Hoc aliis erat exitio lethum que parabat.

Je conclus donc d'après ce foible Essai, résultat de toutes les observations & réflexions que m'a pu fournir ma propre expérience, je conclus, dis-je, qu'il n'y a point en médecine de vrais spécifiques proprement dits, que le mixte qui est considéré dans certains cas comme échauffant devient souvent rafraîchissant dans de certains autres, & *vice versa*, ce qui ne peut s'expliquer que par la diversité presqu'infinie des constitutions individuelles; en effet, la vraie méthode de guérir est de n'en avoir aucune, tout l'art consiste dans la vraie application des moyens curatifs, dans la maniere de les adapter aux circonstances.

Est modus in rebus sunt certi denique fines
Quos ultrà citrà que nequit consistere rectum.

Voilà les vrais spécifiques.

FIN.

APPROBATION.

MM. MACQUART & JEANROI, ayant fait, dans la séance tenue au Louvre le 9 Août 1782, un rapport avantageux sur un Mémoire de M. GASTELLIER, Docteur en Médecine à Montargis, concernant *les Spécifiques*; la Société Royale de Médecine, sans entendre prononcer sur les opinions contenues dans ce Mémoire, a pensé que cet Ouvrage étoit digne de son Approbation & d'être imprimé sous son Privilége. En foi de quoi j'ai signé le présent, au Louvre le 8 Novembre 1782.

VICQ D'AZYR,
Secrétaire perpétuel.

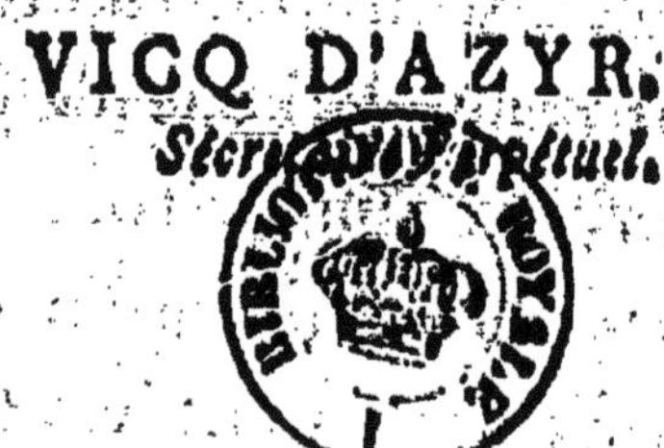

A Montargis, de l'Imprimerie de CL. LEQUATRE.

www.ingramcontent.com/pod-product-compliance
Ingram Content Group UK Ltd.
Pitfield, Milton Keynes, MK11 3LW, UK
UKHW021936200726
13855UKWH00007B/608